AF840355

Ekelbezogene Störungen

Fortschritte der Psychotherapie
Band 95

Ekelbezogene Störungen

Prof. Dr. Jakob Fink-Lamotte, Prof. Dr. Cornelia Exner

Jakob Fink-Lamotte
Cornelia Exner

Ekelbezogene Störungen

hogrefe

Prof. Dr. Jakob Fink-Lamotte, geb. 1988. 2008–2014 Studium der Psychologie in Tübingen und Amherst, USA. 2014–2017 Doktorand in der Abteilung Klinische Psychologie und Psychotherapie der Universität Leipzig. 2017–2018 Psychologe am Helios Park-Klinikum Leipzig. 2018 Promotion. 2018–2023 Wissenschaftlicher Mitarbeiter in der Abteilung Klinische Psychologie und Psychotherapie der Universität Leipzig. 2019 Approbation zum Psychologischen Psychotherapeuten (Verhaltenstherapie). Seit 2023 Juniorprofessor für Klinische Psychologie an der Universität Potsdam.

Prof. Dr. Cornelia Exner, geb. 1970. 1990–1996 Studium der Psychologie und der Neurowissenschaften in Leipzig, London und Göttingen. 1996–2001 wissenschaftliche Mitarbeiterin am Schwerpunkt Psychopathologie und Neuropsychologie der Psychiatrischen Universitätsklinik Göttingen. 2000 Promotion. 2002 Approbation zur Psychologischen Psychotherapeutin (Verhaltenstherapie). 2004 Zertifizierung als Klinische Neuropsychologin. 2001–2009 wissenschaftliche Assistentin am Fachbereich Psychologie der Universität Marburg. 2007 Habilitation. 2009–2011 Heisenberg-Stipendiatin. Seit 2011 Professorin für Klinische Psychologie und Psychotherapie an der Universität Leipzig.

Bibliografische Information der Deutschen Nationalbibliothek
Die Deutsche Nationalbibliothek verzeichnet diese Publikation in der Deutschen Nationalbibliografie; detaillierte bibliografische Daten sind im Internet über http://dnb.dnb.de abrufbar.

Hogrefe Verlag GmbH & Co. KG
Merkelstraße 3
37085 Göttingen
Deutschland
Tel. +49 551 999 50 0
Fax +49 551 999 50 111
info@hogrefe.de
www.hogrefe.de

Satz: Sina-Franziska Mollenhauer, Hogrefe Verlag GmbH & Co. KG, Göttingen
Druck: mediaprint solutions GmbH, Paderborn
Printed in Germany
Auf säurefreiem Papier gedruckt

1. Auflage 2025

(E-Book-ISBN [PDF] 978-3-8409-3175-8; E-Book-ISBN [EPUB] 978-3-8444-3175-9)
ISBN 978-3-8017-3175-5
https://doi.org/10.1026/03175-000

Inhaltsverzeichnis

Vorwort

Ekel gehört neben Ärger und Angst zu den negativen Basisemotionen und ist durch intensive unangenehme Gefühle und Körperempfindungen geprägt. Schon die einmalige Konfrontation mit einer stark ekelauslösenden Situation kann lebenslange Abneigung und Vermeidung auslösen. Bei verschiedenen psychischen Störungen prägt Ekel das störende Erleben und Verhalten und verhindert als aufrechterhaltender Faktor die Entwicklung funktionaler Verhaltensstrategien.

Interessanterweise finden sich in den letzten Jahren immer mehr Publikationen mit direktem Bezug zu Ekel im klinischen Kontext, allerdings handelt es sich dabei vorrangig um klinische Grundlagenforschung. Dies ist insofern bedauerlich, da die Nicht-Berücksichtigung von Ekel im therapeutischen Kontext nachweislich zu schlechteren Therapieverläufen führt. Aus diesem Grund liegt der Schwerpunkt des vorliegenden Buches darauf, die grundlagen- und anwendungsorientierte Forschung zu Ekel zusammenzuführen und eine explizite ekel- und kontaminationsspezifische Diagnostik und Therapie vorzustellen.

Inzwischen gibt es eine wachsende Anzahl von Studien, die den therapeutischen Nutzen der direkten Veränderung von Ekel unterstreichen. Dabei liegt der Fokus auf empirisch abgesicherten kognitiv-verhaltenstherapeutischen Strategien. Im vorliegenden Buch werden neben einer ekelspezifischen Expositionsbehandlung, kognitive und imaginative Strategien transdiagnostisch besprochen und praxisnah vorgestellt. Die Auswahl der dargestellten Behandlungstechniken erfolgte auf empirischer Basis. Ergänzend wird auch auf die psychodynamische und erlebnisorientierte Behandlung von Ekel eingegangen, wobei den interessierten Leser:innen dazu vertiefende Literatur empfohlen wird.

Potsdam und Leipzig, Oktober 2024

Jakob Fink-Lamotte
und *Cornelia Exner*

1 Beschreibung der Emotion Ekel

1.1 Kurzer historischer Überblick

Ekel ist eine Empfindung mit Bezug auf etwas Abstoßendes

Etymologisch leitet sich „Ekel“ vom deutschen Begriff „Eckel“ ab, der aus dem 15. Jahrhundert stammt und in seiner ursprünglichen Bedeutung „Reiz zum Erbrechen“ bedeutete. Die theoretische Begriffsbildung geht auf Darwin (1965/1872) zurück, wobei Darwin Ekel beschreibt als

> [...] eine Empfindung, die von ihrer Natur her eindeutiger ist und sich auf etwas Abstoßendes bezieht, in erster Linie in Bezug auf den Geschmackssinn, wie er tatsächlich wahrgenommen oder sich lebhaft vorgestellt wird, und in zweiter Linie auf alles, was ein ähnliches Gefühl durch den Geruchs-, Tast- und sogar den Sehsinn hervorruft (eigene Übersetzung, S. 253).

Ganz in diesem Sinne lässt sich das englische „disgust“ und das französische „dégoût“ auch als „schlechter Geschmack“ übersetzen. Nach den ersten Überlegungen zum Ekel verliert die Forschung diese Emotion etwas aus dem Blick und kommt erst im Rahmen psychodynamischer Überlegungen Anfang des 20. Jahrhunderts wieder darauf zurück. Sigmund Freud beschreibt Ekel als Antagonist unbewusster Erregungen, wenn ein strenges Über-Ich mit unakzeptablen sexuellen Wünschen konfrontiert ist oder wenn sexuelle Traumatisierungen vorliegen. In diesem Zusammenhang wird die Emotion auch zum ersten Mal als auslösender und aufrechterhaltender Faktor von psychischen Erkrankungen gesehen und im Rahmen der Therapien thematisiert. Im Behaviorismus der 30er Jahre des 20. Jahrhunderts um Abraham Maslow wird Ekel im Zusammenhang mit Konditionierungsprozessen bei Tieren (Hunden) beschrieben. Die Differenzierung von spezifischen Ekelauslösern, wie (menschlichen) Körperausscheidungen, wird dann vom amerikanischen Psychiater Angyal (1941) eingeführt. Die Breite der ekelauslösenden Reize beschreibt erstmalig Izard (1977), die ein dimensionales Bild von konkretmateriellen Reizen, wie Kot, bis zu immateriellen-psychischen Reizen, wie gesellschaftliches Fehlverhalten, zeichnet. Ekman und Friesen (1971) zeigen im gleichen Zeitraum, dass Ekel universell und kulturübergreifend erlebt und mimisch ausgedrückt wird. Spätere Forscher stellen dann aber auch fest, dass Ekelerleben in einem hohen Maße durch individuell unterschiedliche Auslösereize geweckt wird (Scherer & Wallbott, 1994).

1.2 Emotionsbezogene Theorie

Emotionen sind affektive Prozesse mit identifizierbaren Ursachen und kurzer Dauer

Nach Gross und Thompson (2007) lassen sich Emotionen den *affektiven Prozessen* zuordnen, zu denen auch motivationale Impulse (z. B. Scham, Schuld), Stimmungen (z. B. Euphorie) und Stressreaktionen gehören. Im Vergleich zu motivationalen Impulsen, die spezifische inhärente Ziele haben, sind die Ziele der Emotionen eher vage erkennbar. Im Vergleich zu Stimmungen, die meist mit einer etwas diffusen Ursache und einer moderaten Intensität einhergehen, werden Emotionen kürzer sowie intensiver erlebt und haben meist eine klare Ursache. Stress bezieht sich eher auf negative affektive Zustände, wobei mangelnde Ressourcen zur Bewältigung wahrgenommen werden, während Emotionen sowohl auf negative als auch auf positive Zustände bezogen werden können.

Drei Faktoren definieren eine Emotion

Gross und Thompson (2007) führen drei Faktoren an, die eine Emotion definieren (in Klammern jeweils ein Beispiel zur Veranschaulichung):

1. Zur Entstehung einer Emotion muss die Situation für das Individuum als bedeutsam eingeschätzt werden (Beispiel: „Ich wollte mir eigentlich gerade ein leckeres Essen machen, da habe ich die Maden im Obst entdeckt. Igitt!“).
2. Das emotionale Erleben wirkt sich auf das Verhalten, auf die Physiologie sowie auf das psychologische Empfinden aus (Beispiel: „Ich drehe mich weg, rümpfe die Nase und fühle starke Abscheu.“).
3. Die durch die Emotionen ausgelösten Veränderungen haben eine „imperative Qualität“. Damit ist gemeint, dass Emotionen in der Lage sind, andere Prozesse zu unterbrechen und das Bewusstsein voll zu erfassen (Beispiel: „Gerade noch hatte ich richtig Appetit auf das Essen, jetzt ist meine Gedanken- und Gefühlswelt nur noch voller Ekel.“).

Distinkte vs. konstruktivistische Theorie der Emotionen

Distinkte Emotionen besitzen universelle Eigenschaften

Ekel zählt zu den Basisemotionen

Es wird angenommen, dass distinkte Emotionen universelle Eigenschaften besitzen und jede Emotionskategorie (z. B. Ekel) sich auf eine „Familie“ von Zuständen beziehen kann, die ein gemeinsames universelles Signal (z. B. Gesichtsverhalten), Physiologie, vorausgehende Ereignisse, subjektive Erfahrung und begleitende Gedanken und Erinnerungen teilen. Zu diesen distinkten Emotionen werden auch die Basisemotionen gezählt, zu denen nach der weit verbreiteten und rezipierten Beschreibung von Ekman (1992) Angst, Trauer, Ärger, Freude und auch Ekel zählen. Falls es Basisemotionen gibt, sollten Basisemotionen auch differenziell in physiologischen und bildgebenden Korrelaten sichtbar werden.

Konstruktivistische Ekeltheorien betonen die Bedeutungszuschreibung

Nach der konstruktivistischen Theorie entstehen Emotionen, wenn Menschen den Sinneseindrücken aus Körper und Umwelt unter Verwendung ihres Wissens über frühere Erfahrungen einen Sinn geben. Die Theorie geht davon aus, dass Emotionen Ereignisse sind, die aus grundlegenderen, emotionsunspezifischen, psychologischen Funktionen hervorgehen und dementsprechend keine distinkten Entitäten sind. Die primäre psychologische Funktion der Emotion ist der „Kernaffekt", womit das reine Erleben der Körperreaktionen gemeint ist. Dieser Kernaffekt erfährt in einem zweiten Schritt durch weitere psychologische Prozesse wie Ideen, Attributionen, und soziale Kontexte (meist automatisch und mühelos) eine Bedeutung. Auf neuropsychologischer Ebene wird dies durch den Prozess der „Kategorisierung" beschrieben, wodurch Menschen sich auf bestimmte Merkmale in einem sensorischen Feld konzentrieren und andere ignorieren: „Etwas zu kategorisieren, bedeutet, ihm einen Sinn zu geben." (Lindquist et al., 2012, S. 124, eigene Übersetzung). Der Kernaffekt wird bedeutungsvoll, wenn eine Vorhersage darüber getroffen wird, was die zentralen affektiven Veränderungen im eigenen Körper oder die affektiven Hinweise bei einer anderen Person ausgelöst hat. Zusammengefasst bedeutet das, dass der Kernaffekt als Ausdruck von z.B. Ekel oder Angst kategorisiert wird (Barrett, 2006). Das folgende Beispiel stellt den Prozess nochmal beispielhaft dar:

Beispiel: Konstruktivistische Perspektive auf das Erleben von „Ekel"

Situation: Manfred sieht und riecht das Erbrochene seines Sohnes auf dem Boden.

Kernaffekt: Er hebt die Oberlippe an, zieht die Mundwinkel herunter, rümpft die Nase und verschließt die Augen. Er erlebt einen leichten Würgereiz.

Kategorisierung: Manfred erinnert sich (mehr oder weniger bewusst), dass es für den Zustand das Wort „Ekel" gibt. Er erinnert sich an die letzten Male, als er Ekel erlebt hatte. Das war z.B. eine Situation, in der sein Brot an den Seiten verschimmelt war. Er wollte das nicht essen, weil er wusste, dass Essen mit Schimmel zu schweren Bauchkrämpfen führen kann. Er trifft die Vorhersage, dass er eine möglichst große Distanz zu dem Erbrochenen aufbauen sollte, in dem er das Erbrochene schnellstmöglich beseitigt.

Reaktion: Manfred säubert (angewidert) den Boden.

Nach den Vertreter:innen konstruktivistischer Emotionstheorien sind Emotionskategorien abstrakte Kategorien, die sozial konstruiert sind und vorrangig durch die Wörter zusammengehalten werden (Barrett, 2006). Wenn die konstruktivistische Theorie stimmt, sollten bei allen affektiven Kategorien (Ekel, Wut, Traurigkeit und Angst) die gleichen Gehirnareale aktiv sein.

Kritik an Basisemotionen

In einer großangelegten metaanalytischen Untersuchung von Lindquist et al. (2012) fanden die Autor:innen heraus, dass in allen Fällen, in denen eine Hirnregion eine konsistente Zunahme der Aktivierung während des Auftretens einer bestimmten Emotionskategorie zeigte (z.B. die Amygdala bei Angst), diese Zunahme nicht spezifisch für die Kategorie war. Dies widerspricht der zentralen Annahme der distinkten Emotionstheorie. Auch zeigten die verschiedenen Studien, dass in emotionsstimulierenden Situationen eine konsistente Aktivierung von Hirnregionen vorlag, die mit der Konzeptualisierung, Sprache und exekutiver Aufmerksamkeitslenkung verbunden sind. Dies ist konsistent mit den Überlegungen, dass weitere psychologische Verarbeitungsprozesse dem Kernaffekt eine Bedeutung geben. Zusammenfassend ist dies ein ziemlich gewichtiges empirisches Argument für den konstruktivistischen Ansatz, auch wenn es hierzu noch viele ungeklärte Forschungsfragen gibt

Warum dann dieses Buch?

Als Leser:in stellt sich natürlich die Frage, warum es ein Buch über ekelbezogene Störungen geben sollte, womit bereits im Titel die Annahme über eine *distinkte* Emotion getroffen wird. Wie gerade dargestellt, werden doch distinkte Emotionen durch neuere Forschung in Frage gestellt. Auch konstruktivistische Forscher:innen wie Lisa Feldmann Barrett gehen aber davon aus, dass es (gesellschaftlich konstruierte) Emotionskategorien wie Ekel gibt. Dementsprechend ist „Ekel" weiterhin eine subjektive Realität, die im alltäglichen Erleben von vielen Menschen eine bedeutende Rolle spielt. Dies zeigt sich insbesondere darin, dass starkes Ekelerleben bei verschiedenen psychischen Störungen ein wesentlicher störungsaufrechterhaltender Faktor und damit behandlungswürdig ist. Hierbei soll dieses Buch Unterstützung bieten.

Ekel hat hohe klinische Relevanz

1.3 Ekel: Ausdruck, Formen und Funktionen

1.3.1 Definitionen

Ekel wird oft beschrieben als eine Form der Ablehnung, die durch das Bedürfnis entsteht, sich vom kontaminierten Reiz zu distanzieren und die von Gefühlen wie Übelkeit und Abscheu gekennzeichnet ist. Ekelerleben ist begleitet von starken Vermeidungsreaktionen, wie Erstarren und Wegdrehen, aber auch Würgen und Erbrechen. Um die Gefahrerkennung von potenziell pathogenen Reizen zu erleichtern, führt Ekelerleben nicht nur zu einer Veränderung des direkten Erlebens, sondern geht auch mit weiteren Veränderungen in der Wahrnehmung einher. So zeigte sich in Studien eine höhere Empfindlichkeit für Berührungen und Gerüche, wenn Ekel experimentell induziert

Ekel geht mit Vermeidung, Abscheu, Übelkeit einher

wird. Kolnai (1929/2007) schreibt über die Bedeutung der Gerüche und des Geruchssinns von Ekel:

> Der Geruchssinn ist der eigentliche Stammesort des Ekels. [...] Durch den Geruch [...] wird der obere Digestivtrakt am unmittelbarsten affiziert, Brechreiz am meisten hervorgerufen, das Motiv der Nähe am stärksten erfüllt. Durch den Geruch werden auch Partikelchen des Gegenstandes in das Subjekt hineingetragen, wird intime Erfassung des fremden Soseins ermöglicht. In der Intimität dieser Sinnesmodalität gründet ihre primäre Bedeutung für den Ekel. (S. 26)

Ekel wird durch verschiedene Sinnesmodalitäten ausgelöst

Ekel wird typischerweise ausgelöst durch den Kontakt mit, die gedankliche Vorstellung oder die Wahrnehmung (betrachten, riechen, schmecken) von Lebensmitteln, (menschlichen) Körperausscheidungen, Tieren, Sexualverhalten, Leichen, Verletzungen und mangelnder Hygiene sowie Verstößen gegen Moralvorstellungen. Ekelerleben kann in verschiedenen Formen klassifiziert werden. In diesem Buch unterscheiden wir zwischen dem physischen (Objekt- und Selbstekel) und dem moralischen Ekel:

- *Objektekel* bezieht sich dabei auf Ekel, der durch sichtbare und konkrete Reize ausgelöst wird. Hierzu gehören Lebensmittel, Körperausscheidungen, Tiere und Leichen, aber auch Verletzungen und mangelnde Hygiene.
- *Selbstekel* beschreibt den Abscheu, der gegen spezifische Aspekte der eigenen Person gerichtet ist.
- *Moralischer Ekel* wird ausgelöst durch gesellschaftliches Fehlverhalten, insbesondere im Sexualverhalten sowie Verstöße gegen Moralvorstellungen.

Auf den moralischen Ekel wird im Rahmen dieses Buches allerdings nur am Rande Bezug genommen. Der physische Objektekel kann noch weiter unterteilt werden in

- den Kernbereich (Core Disgust), der als orale Schutzfunktion vor der Aufnahme ekelerregender Nahrungsmittel gesehen wird,
- den tierischen Bereich (Animal-Reminder-Disgust), der sich durch die soziokulturelle Evolution entwickelt hat und Menschen an ihren tierischen Ursprung erinnert und
- den Kontaminationsekel, der durch direkten oder indirekten Kontakt mit anderen Menschen ausgelöst wird und eine Ansteckung mit Krankheiten verhindern soll.

Menschen unterscheiden sich in Ekelneigung, -bereitschaft und -empfindlichkeit

In der Literatur wird zwischen *Ekelneigung* (disgust proneness), *Ekelbereitschaft* (disgust propensity) und *Ekelempfindlichkeit* (disgust sensitivity) als überdauernde Personenmerkmale unterschieden. Die Ekelneigung ist dabei die generelle Neigung, Ekel zu erleben, die sich in der Ekelbereitschaft als Häufigkeit von Ekelerlebnissen in bestimmten Kontexten und Ekelempfindlichkeit als Intensität der wahrgenommenen schädlichen Folgen des Ekelerlebens widerspiegelt.

1.3.2 Funktionalität

Wie schon aus dem Zitat von Darwin hervorgeht (siehe Seite 2), liegt die biologische, evolutionäre und motivationale Hauptfunktion von Ekel in der aversiven (Schutz-, Vermeidungs- und Abwehr-) Reaktion auf eine potenzielle Ansteckungs- oder Vergiftungsgefahr durch Krankheiten und Verunreinigungen. Das Gefühl des Ekels ist zentral, um das Risiko von Krankheiten und Unwohlsein zu minimieren (Powell & Consedine, 2021). Breiter betrachtet ist Ekel ein wesentlicher Bestandteil des Verhaltensimmunsystems (siehe Exkurs) oder Krankheitsvermeidungssystems, was auch die Nähe zu einigen psychologischen Erkrankungen (z. B. der Spinnenphobie oder den Waschzwängen) erklären könnte.

Hauptfunktion ist Schutz vor Ansteckung

Exkurs: Das Verhaltensimmunsystem (auch behaviorales Immunsystem)

In den letzten zehn Jahren hat die Forschung festgestellt, dass der Mensch, ähnlich wie andere Tiere, eine Reihe von Wahrnehmungs-, Kognitions- und Verhaltenskomponenten besitzt, die strategisch funktionieren, um sich gegen die Bedrohung durch Krankheiten und Verunreinigungen zu schützen. Zusammen werden diese Abwehrmechanismen als Verhaltensimmunsystem bezeichnet. Es wird angenommen, dass Ekel und das Verhaltensimmunsystem zusammenwirken, Ekel aber keine notwendige Voraussetzung für die Aktivitäten des Verhaltensimmunsystems ist. Menschen führen prophylaktisches (z. B. Händewaschen) oder kulturell normatives (z. B. Hygiene-) Verhalten durch, das präventiv dazu dient, die Infektionsgefahr zu mindern, ohne bewusst Ekel zu empfinden (siehe bei Powell & Consedine, 2021).

Allgemeiner beschränkt sich Ekel aber nicht auf die Abscheu und Ablehnung von pathogenen Reizen, wie Nahrungsmitteln und Keimen, sondern bietet auch Schutz vor ungewollter gedanklicher oder körperlicher Nähe. Menninghaus (2017) schreibt

> Das elementare Muster des Ekels ist die Erfahrung einer Nähe, die nicht gewollt wird [...]. Die Theorie des Ekels ist insofern ein Gegenstück zur Theorie der Liebe, des Begehrens und des Appetits als Formen des Umgangs mit einer Nähe, die gewollt wird. Appetit und erotisches Begehren zielen auf die Aufhebung von Distanz, auf die Herstellung von Vereinigung [...]. Hochabstrakt formuliert ist die Abwehrhandlung des Ekels ein spontanes und besonders kräftiges Nein-Sagen (S. 7f.).

Es geht bei Ekel also um den Aufbau von Distanz und ein evolutionär-veranlagtes „Nein-Sagen". Nach Rozin et al. (2008) zeigt sich dieser Distanzaufbau durch Ekel auch in der Funktionalität als Entwicklungsaufgabe: Vom Schutz des Elementaren, also des eigenen Körpers, hin zum Schutz der sozia-

Ekel schafft Distanz

len Ordnung. Diese Perspektive ist in Tabelle 1 dargestellt, die von Rozin et al. (2008) übernommen wurde, aber um den Selbstekel ergänzt wurde.

Tabelle 1: Funktionalität der Ekelkategorien nach Rozin et al. (2008)

Oberkategorie	Kategorie	Funktion	Auslöser
Objektekel	Abscheu/ Kontamination	Schutz des Körpers vor Gift	Schlechter Geschmack und Geruch
	Kernbereich	Schutz des Körpers vor Krankheiten, Infekten	Essen, Nahrung, Körperaus-scheidungen, Tiere
	Kreatürlicher Ekel	Schutz der Seele – Verleugnung des Todes	Sex, Tod, Hygiene (Nahrung, Verletzung der Körperhülle)
Selbstekel	Auf die eigene Person bezogen	Schutz der Seele	Haut, Körperteile, eigener Geruch, Haare
Moralischer Ekel	Interpersonell	Schutz des Körpers, der Seele und der sozialen Ordnung	Direkter oder indirekter Kontakt mit Fremden und unerwünschte Kontakte
	Moral	Schutz der sozialen Ordnung	Moralische Überschreitungen

1.3.3 Ebenen des Ekelerlebens

Ekel führt auf Verhaltensebene zu Erstarren, Vermeiden, Wegdrehen

Verhaltensebene. Ekel führt auf der Verhaltensebene zum Erstarren, Vermeiden und Wegdrehen und zeigt sich in einem prototypischen Gesichtsausdruck (siehe Abbildung 1). Dabei wird die Oberlippe angehoben, die Nase gerümpft und die Mundwinkel werden heruntergezogen (Aktivierung des musculus levator labii). Daneben werden die Augen zu schmalen Schlitzen verschlossen (Aktivierung des musculus corrugator supercilii, siehe auch Fink-Lamotte, Widmann et al., 2021).

Der Gesichtsausdruck steht für das Verschließen der Öffnungen des Gesichts im Sinne der Schutzfunktion vor der Aufnahme potenziell gefährlicher Reize. Durch das Hochziehen der Oberlippe kann potenzieller Schleim an Mund und Nase vorbeilaufen. Allerdings gibt es Hinweise, dass es trotz einer gewissen Konsistenz verschiedene Zuordnungen zwischen Gesichtskonfigurationen und Emotionskategorien zu geben scheint.

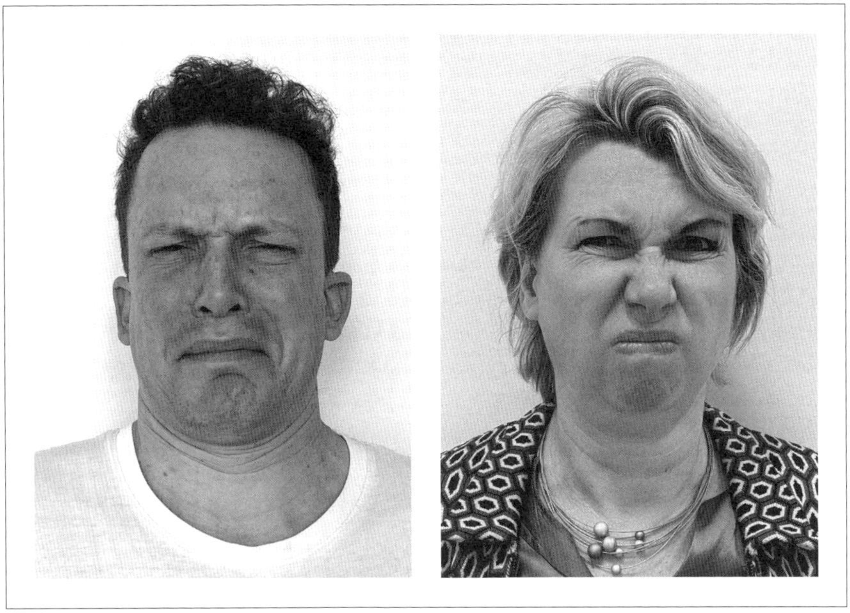

Abbildung 1: Die Autoren zeigen den prototypischen Gesichtsausdruck des Ekelerlebens (© Bildrechte: Jakob Fink-Lamotte, Cornelia Exner)

Kognitive Ebene. Auf der kognitiven Ebene geht Ekelerleben mit verzerrter Informationsverarbeitung einher, die sich in der Informationsaufnahme, Aufmerksamkeitslenkung und Bewertung bzw. Interpretation darstellt. Ekelerregende Stimuli werden dabei häufiger als negativ bewertet und die Aufmerksamkeit kann schlechter von den Objekten abgelöst werden (Fink-Lamotte, Svensson et al., 2021). Des Weiteren wird die kognitive Verarbeitung von Ekel durch zwei Überzeugungen charakterisiert, die Rozin und Fallon (1987) unter dem Titel sympathetische magische Überzeugungen (*Sympathetic Magic Beliefs;* siehe Kapitel 1.4.3) beschrieben haben. Mit „sympathetisch" meinen die Autoren, dass eine Verbindung gezogen wird, für die es nur assoziative, aber keine logischen Zusammenhänge gibt. Die Überzeugungen bestehen aus dem *Gesetz der Ansteckung (Law of Contagion)* und dem *Gesetz der Ähnlichkeit (Law of Similarity),* die im folgenden Kasten kurz erklärt werden. Menschen scheinen im Zusammenhang mit Ekel zu einer assoziativen, übertriebenen Generalisierung zu neigen.

Ekel ist durch typische kognitive Verzerrungen, wie sympathetische magische Überzeugungen gekennzeichnet

Merke: Sympathetische magische Überzeugung

Bei sympathetischen magischen Überzeugungen handelt es sich um Vorstellungen, die davon ausgehen, dass zwischen äußerlich ähnlichen Dingen eine Verbindung (Sympathie) besteht und sich diese daher beeinflussen.

- *Gesetz der Ansteckung:* Überzeugung, nach der die Berührung eines neutralen Objekts mit einem kontaminierten Objekt immer zur Kontaminierung des neutralen Objekts führen muss („Einmal berührt, immer kontaminiert").
- *Gesetz der Ähnlichkeit:* Überzeugung, dass ein neutrales Objekt, welches einem kontaminierten Objekt ähnlich sieht, auch kontaminiert sein muss.

Parasympathische Aktivierung

Physiologische Ebene. Auf der physiologischen Ebene zeichnet sich Ekel insbesondere durch eine orale, viszerale Abwehrreaktion aus. Dabei verursacht Ekel Übelkeit und einen Brechreiz und geht mit einer parasympathischen Aktivierung einher. Die parasympathische Aktivierung zeigt sich insbesondere in einer Verringerung der Herzrate und könnte ein Hinweis auf die beschriebene Motivation zu Vermeidungs- und Erstarrungsverhalten sein. Die parasympathische Reaktion zeigt sich aber vor allem bei krankheitsbezogenen Ekelreizen.

1.3.4 Abgrenzung von Ekel

Kontamination geht immer mit Ekel einher

Ekel geht nicht immer mit Kontamination einher

Abgrenzung von Ekel und Kontamination. Der Begriff „Kontamination" bezeichnet eine „Verschmutzung" und „Verunreinigung" (Dudenredaktion, o. J.), stammt aus dem Lateinischen und bedeutet „durch Berührung, Vermischung verderben, besudeln". Laut Rozin et al. (1986) ist das Kontaminationsgefühl ein zusätzlich definierendes Attribut der Emotion Ekel. Dabei ist Kontamination ein bewertender und interpretierender Prozess, der beim Ekelerleben oder bei antizipiertem Kontakt mit einem Ekel-Stimulus stattfindet. Nicht jedes Ekelerleben geht aber zwangsläufig mit einer Kontaminationsbewertung einher. So kann beispielsweise ein unangenehmer Geruch Ekelgefühle auslösen, ohne zu einer Kontaminationsbewertung zu führen. Während also Ekel eine notwendige Komponente für eine Kontaminationswahrnehmung ist, ist das Kontaminationsgefühl kein notwendiger Bestandteil von Ekel.

Definition: Psychologische Kontamination (Rozin et al., 1986)

Anders als bei der physischen Kontamination, bei der ein tatsächlicher Kontakt mit einem verunreinigten Gegenstand stattgefunden hat, reicht bei einer psychologischen Kontamination die bloße Annahme einer möglichen physischen Kontaminierung, die nach objektiven Kriterien aber gar nicht stattgefunden haben muss.

Objekte oder Personen, die als kontaminiert wahrgenommen werden, können bei Menschen Kontaminationsaversionen oder -angst auslösen. Dabei handelt es sich um ein negatives Gefühl in Form einer Angst, einer Abneigung oder einer Abscheu, das bei einem Kontakt oder auch nur der Annahme über einen Kontakt mit einem kontaminierten Objekt bzw. einer kontaminierten Person ausgelöst werden kann. Hierauf erfolgt dann häufig eine Vermeidung in Bezug auf das kontaminierte Objekt bzw. die Person, um die eigene (weitere) Kontamination zu verhindern.

Das Gefühl, selbst kontaminiert zu sein, wird als ein intensives und anhaltendes Gefühl der Verunreinigung, Verschmutzung, Infektion oder Gefährdung definiert. Dieses Gefühl wird infolge des Kontakts mit einem Gegenstand, Ort oder einer Person, der oder die als schmutzig, unrein, infektiös oder schädlich bewertet wird, empfunden. Es löst den Impuls aus, die Verunreinigung zu entfernen, beispielsweise durch Reinigen oder Desinfizieren.

Kontamination erzeugt Ekel und Angst vor Verunreinigung

Sowohl Kontaminationsangst, Kontaminationsgefühle als auch die psychologische Kontamination werden als eine evolutionär vorteilhafte Entwicklung eingeschätzt, da diese den Menschen vor Kontakt mit gefährlichen Bedrohungen schützt. Es wird davon ausgegangen, dass es sich dabei um ein Kontinuum handelt, das von adaptiven und hilfreichen bis hin zu maladaptiven und irrationalen Reaktionen reicht.

Kontaminationsekel ist evolutionär sinnvoll

Merke

Kontamination ist ein zusätzlich definierendes Attribut der Emotion Ekel: Aber nicht jedes Ekelerleben geht zwangsläufig mit einer Kontaminationsbewertung einher.

Abgrenzung von Ekel und Angst. Auch im Sinne der konstruktivistischen Emotionsbildung kann das Emotionskonstrukt Ekel hinsichtlich der Funktionalität, wie auch bezüglich der (sichtbaren und unsichtbaren) Charakteristika von anderen Affekten wie Angst unterschieden werden (siehe Tabelle 2). Angst ist hierbei besonders interessant, erstens weil sie bei vielen ekelassoziierten Störungen eine relevante begleitende Emotion darstellt und zweitens, da es in Konstrukten wie Kontaminationsangst konzeptuelle Überschneidungen zwischen Ekel und Angst gibt.

Ekel und Angst unterscheiden sich auf verschiedenen Ebenen

Nicht nur in der *neuropsychologischen Repräsentanz* sind sich Emotionen sehr ähnlich (siehe Lindquist et al., 2012), auch auf den in der Tabelle dargestellten Ebenen gibt es Überschneidungen und Ähnlichkeiten zwischen Ekel und Angst. So fällt es auf der *Ebene des Erlebens* schwer, ein Gefühl des „Abgestoßenseins" von dem Gefühl einer starken Anspannung zu unterscheiden. Ähnlichkeiten gibt es auch auf der *Verhaltensebene,* wo beide Emotionen mit starken Vermeidungsreaktionen einhergehen. Zusammenfassend lässt sich festhalten, dass es Menschen trotz diverser Unterschiede zwischen beiden Emotionen schwerfällt, die Emotionen in einer Selbsteinschätzung zu unterscheiden. Dementsprechend sollte bei der Diagnostik beider Emotionen darauf geachtet werden, dass distinkte Messinstrumente zur Unterstützung bei der Unterscheidung der Emotionen verwendet werden.

Es gibt auch einige Ähnlichkeiten zwischen Ekel und Angst

Tabelle 2: Vergleich zwischen Ekel und Angst

	Ekel	Angst
Erleben	Gefühl des Abgestoßenseins	Gefühl der Anspannung
Funktion	Schutz vor Ansteckung, Verschmutzung oder Kontamination (von außen und innen)	Schutz vor einer objektiven Gefahr
Verhalten	Vermeidung: Erstarren, (Flucht), Beseitigen	Vermeidung: Flucht und Erstarren Kampf
Kognition	Sympathetische Überzeugungen Hohe Löschungsresistenz	Kognitive Verzerrungen (z.B. Übergeneralisierung)
Physiologie	(eher) parasympathische Aktivierung	Sympathische Aktivierung Schnellere Habituation als bei Ekel

Merke

Auch wenn Ekelerleben spezifische Charakteristika und Funktionalitäten umfasst, ist die Selbsteinschätzung des Ekelerlebens in Abgrenzung zu anderen negativen Emotionen wie Angst oft nicht einfach.

1.4 Spezifische ekeltheoretische Aspekte

1.4.1 Akquisition von Ekel

Die Konditionierung von Ekelreaktionen erfolgt schnell und ist anhaltend

Pawlowsche Konditionierung. Nach Sawchuk (2009) ist Ekel eine Emotion, die einfach gelernt, aber nicht einfach wieder vergessen wird. Wie in Abbildung 2 dargestellt, kann Ekelerleben durch die klassische Pawlowsche Konditionierung erworben werden. Aufgrund der Funktionalität von Ekel als Vergiftungs- und Krankheitsvermeidungsmechanismus ist es nicht überraschend, dass essensbezogene Abneigungen zeitlich relativ schnell erlernt werden können. Dies wird durch Untersuchungen bestätigt, die zeigen konnten, dass Menschen, die eine Chemotherapie bekamen und unter Übelkeit litten, sehr schnell Abneigungen gegenüber dem im Krankenhaus servierten Essen entwickelten. Bemerkenswert ist, dass diese Abneigungen auch noch längere Zeit nach dem Ende der Chemotherapie anhielten. Etwa die Hälfte der Patient:innen mit Blut-Spritzen-Phobie und Tierphobien berichten direkte Konditionierungserlebnisse vor dem Beginn der Erkrankung.

NS Neutraler Stimulus (Eier) + **UCS** Unkonditionierter Stimulus (Nebenwirkung der Chemotherapie) = **UR** Unkonditionierte Reaktion (Ekel, Erbrechen, Übelkeit)

CS Konditionierter Stimulus (Eier) = **CR** Konditionierte Reaktion (Ekel, Erbrechen, Übelkeit)

Abbildung 2: Pawlowsche Konditionierung von Ekel – Beispiel

Ekel habituiert langsamer und ist löschungsresistenter

Es gibt aber auch eine ganze Reihe von Studien, die zeigen, dass die Gewöhnung an Ekelreize langsamer verläuft und Ekelreize löschungsresistenter sind als Angstreize (Olatunji et al., 2007). Dies unterstreicht die Aussage, dass Ekel nicht einfach vergessen werden kann und hat wichtige therapeutische Implikationen, die im weiteren Verlauf des Buches aufgegriffen werden. Es existieren allerdings Hinweise, dass Angst vor allem durch Pawlowsches Konditionieren (Signallernen), Ekel aber eher durch evaluatives Konditionieren gelernt wird.

Ekellernen erfolgt vorrangig durch evaluative Konditionierungsprozesse

Evaluative Konditionierung. Ekel kann auch durch negative Information von anderen oder über die Medien entwickelt werden. Diese evaluativen Konditionierungsprozesse sind deutlich kognitiver und weniger affektiv im Vergleich zur Pawlowschen Konditionierung der Ekelakquisition (Rozin & Fallon, 1987). Hierbei wird eine Entscheidung über die Akzeptanz des Reizes auf Basis von weiteren kognitiven Beurteilungsprozessen getroffen, wobei vor allem Informationen über physisches Aussehen, Herkunft, Erreichbarkeit und Infektiosität einflussreich sind. So kann beispielhaft ein ansprechend aussehendes Steak abgelehnt werden, wenn behauptet wird, dass es sich um Pferdefleisch handelt.

Diese Evaluation wird durch die Informationen im Rahmen weiterer gesellschaftlicher Diskussionen ergänzt, wodurch auch auf einer gesellschaftlichen Ebene akzeptiertes Verhalten als „ekelerregend“ eingestuft werden kann (z. B. Zigarettenrauchen). Ekelerleben, das durch evaluative Konditionierung entstanden ist, scheint besonders löschungsresistent zu sein (Olatunji et al., 2007).

Beobachtungslernen trägt insbesondere bei Kindern zum Erlernen von Ekelreaktionen bei

Beobachtungslernen. Neben klassischer und evaluativer Konditionierung scheint auch Beobachtungslernen für die Akquisition von Ekel ein relevanter Mechanismus zu sein. So zeigt sich schon bei kleinen Kindern, dass sie Essen stärker ablehnen, wenn sie beobachtet haben, dass die Eltern das Essen selbst nicht mögen (Rozin et al., 1986). Und so ist es nicht überraschend, dass Eltern und Kinder oft dasselbe Essen gerne essen und dasselbe Essen ablehnen.

Ekelerwerb unterliegt kulturellem Einfluss durch Beobachtung und evaluatives Lernen

Soziokulturelle Aspekte. Eine Reihe von Theoretiker:innen postuliert, dass soziokulturelle Einflüsse einen größeren Einfluss auf den Ekelerwerb haben als die reine biologische Komponente (siehe Kapitel 1.4.2). Dies deckt sich auch damit, dass soziokulturelle Faktoren einen starken Einfluss auf das Beobachtungslernen und das evaluative Konditionieren haben. So konnte beispielsweise in einer Studie gezeigt werden, dass Syrer:innen deutlich höheres Ekel-Trait-Erleben berichteten, als deutsche, italienische und französische Teilnehmer:innen (Schut et al., 2013).

Merke

Ekel ist eine Emotion, die einfach und schnell gelernt, aber nur schwer wieder vergessen wird. Der Erwerb von Ekel wird insbesondere durch Konditionierungsprozesse, aber auch durch Beobachtungslernen erklärt.

1.4.2 Reizbezogene Aspekte

Es gibt typische Ekelauslöser

Ekelkategorien. Wie schon beschrieben sind typische Ekelauslöser Lebensmittel, Körperausscheidungen, Tiere, Sexualverhalten, Kontakt mit Tod oder Leichen, Verletzungen und mangelnde Hygiene sowie Verstöße gegen Moralvorstellungen. Ekelerleben kann kulturübergreifend beobachtet werden, aber die Kultur prägt weitgehend, *was* in einer Gesellschaft als ekelerregend gilt. In kulturvergleichenden Studien zeigt sich einerseits, dass Ekelauslöser weltweit unterschiedlich sind, aber andererseits auch Parallelen aufweisen. So gelten Fäkalien universell als ekelerregend (Rozin et al., 1986). Dies wird auch in der Auflistung in Tabelle 3 deutlich, die eine Reihe von kulturübergreifend wiederkehrenden Reizen beschreibt, die insbesondere die krankheitsvermeidende Funktion von Ekel unterstreichen. Es scheint also wichtig zu sein, Ekel und Ekelauslöser immer auch kultursensitiv zu betrachten.

Evolutionär bedeutsame Reize und Reaktionen führen möglicherweise zu schnellerem Ekellernen

Preparedness. Bei gleicher Ausgangslage scheinen nun aber bestimmte Reize (wie Schlangen, Urin, verdorbenes Fleisch etc.) eher mit Ekel konditioniert zu werden als andere Reize (wie Schildkröten, Essig, nichtverdorbenes Fleisch etc.). Nach Seligmans biologischer Preparedness-Theorie (1971) kann hier auch angenommen werden, dass möglicherweise Reize besonders dann als Ekelauslöser in Frage kommen, wenn sie in einer frühen Phase der Evolution schon als besonders abstoßend, ungenießbar und gefährlich galten. Die oral-viszeralen Reaktionen von Ekel (Würgen, Übelkeit und Erbrechen) deuten ebenfalls auf eine evolutionäre Funktion des Emotionserlebens hin.

An der Preparedness-Theorie gibt es inzwischen viel empirisch begründete Kritik. So zeigten Åhs et al. (2018) in einem systematischen Review, dass Spinnenangst in einer Vielzahl von Studien dekonditioniert werden konnte, was einen rein evolutionär verankerten Ursprung unwahrscheinlicher macht. Wie

Tabelle 3: Beispiele für Ekelauslöser in verschiedenen Kulturen (nach Curtis & Biran, 2001)

Kultur/Orte	Häufige Ekelerreger
Indien	Fäkalien, Urin, Toiletten, getragene Kleidung, Fliegen, Insekten, tote Ratten, tote Grillen im Essen, verdorbenes Essen
Burkina Faso, West Afrika	Fäkalien, ungepflegter Hinterhof, Fliegen auf Essen, dreckige Latrinen, Durchfall, Wunden, dreckiges Essen, Würmer, Assoziationen mit Geburten, unreine Substanzen
Niederlande	Fäkalien, Haare, Ungeziefer, Katzen, Hunde, verrotteter Abfall, Läuse im Salat, Verschmutzung, Drogenabhängige
Vereinigtes Königreich	Fäkalien, Erbrochenes, Wunden, verschmutzte Küchen, Fliegen, verdorbenes Essen, dreckige Hotels, betrunkene Menschen, unhöfliche Menschen
Internationaler Flughafen	Fäkalien, Tierspeichel, Spucke, Schweiß, Erbrochenes, verdorbenes Essen, schlechte Gerüche, Insekten, Schleim

bisher schon dargestellt, scheinen viele weitere kulturelle Aspekte wie Sprache und Erfahrung wesentlich dazu beizutragen, was wir als eklig erleben und was nicht.

Merke

Manche Reize haben möglicherweise eine Qualität, die eher Ekel auslöst als andere Reize. Trotzdem scheinen Sprache und Kultur hierbei wichtige Einflussfaktoren zu sein, die kultursensitiv bei der Diagnostik von Ekelerleben mitgedacht werden müssen.

1.4.3 Kognitionstheoretische Aspekte

Ekel führt zu „Gaffen"

Kognitive Verzerrungen. Es gibt eine Reihe von kognitiven Verzerrungen, die auf Ekel angewendet werden und auch den Zusammenhang zu psychischen Erkrankungen erklären können. So zeigt sich in experimentellen Studien, dass die Aufmerksamkeit bei gesunden Proband:innen länger auf dem Ekelreiz gehalten wird als beispielsweise auf Angst- oder neutralen Reizen (z. B. Fink-Lamotte, Svensson et al., 2021). Hier wird diskutiert, ob es sich um eine „oberflächlichere" Aufmerksamkeit, eine Art „Gaffen", handeln könnte, da Ekelreize eine Ambivalenz zwischen Ablehnung und Faszination auslösen können. So sehen beispielsweise Patient:innen mit kontaminationsbezogenen Zwangsstörungen die Reize ebenfalls länger an und vermeiden sie dann im Anschluss auch deutlich stärker.

Details können schlechter erinnert werden

Daneben werden Ekelreize besser erinnert als Angstreize. Auch hier gibt es Hinweise aus der Forschung, dass es sich um eine „oberflächlich" gute Erinnerungsleistung handelt. So scheinen Ekel-Details nicht besser erinnert zu werden als Angst-Details, was bedeuten könnte, dass Ekel zwar eine generelle Gedächtnisverbesserung erzeugt, diese aber nicht auf spezifische Elemente der Stimuli übertragbar ist.

Eine noch nicht überprüfte Hypothese könnte aber sein, dass die Verbindung aus oberflächlicher Aufmerksamkeitslenkung („Gaffen") und oberflächlicher Gedächtnisverarbeitung dazu führt, dass die Gewöhnung an Ekelreize langsamer verläuft und Ekelreize löschungsresistenter sind als beispielsweise Angstreize. Dies gilt es in der zukünftigen Forschung zu überprüfen und dann auch bei der Durchführung von Expositionen zu berücksichtigen.

Merke

Ekelreize werden länger angeschaut, aber in den Details schlechter erinnert, was für eine oberflächlichere Verarbeitung sprechen und was die Löschung von Gedächtnisverbindungen erschweren könnte. Dies sollte bei der therapeutischen Exposition durch explizite Anweisungen berücksichtigt werden.

Ekelreaktionen folgen dem „Gesetz der Ansteckung"

Ekelreaktionen folgen „Gesetz der Ähnlichkeit"

Ekelreaktionen gehen häufig mit dem Gefühl einer zunehmenden Verwundbarkeit einher

Gesetze der sympathetischen Magie. Wie bereits beschrieben werden mit sympathetischer Magie Vorstellungen beschrieben, dass zwischen äußerlich ähnlichen Dingen eine Verbindung (Sympathie) besteht und sich diese gegenseitig beeinflussen. In einer Studie konnten Tolin et al. (2004) zeigen, dass Ekelgefühle, Kontaminationswahrnehmungen und Waschzwang-Symptome mit dem ersten Gesetz der sympathetischen Magie, dem *Gesetz der Ansteckung* („Einmal kontaminiert, immer kontaminiert"), einhergehen. Ein entsprechender klinischer Zusammenhang konnte für das zweite Gesetz, das *Gesetz der Ähnlichkeit* („Alles, was dem Reiz ähnlich sieht, ist ebenfalls kontaminiert"), bisher nicht gezeigt werden. Allerdings zeigt sich der klinische Zusammenhang mit dem Bezug auf das *Modell der zunehmenden Verwundbarkeit* (engl. looming vulnerability). So konnten wir die Ergebnisse von Tolin et al. (2004) replizieren, wonach Menschen mit Waschzwängen das Kontaminationserleben als deutlich dynamischer (sich ausbreitend) wahrnahmen, als Angst- und gesunde Kontrollproband:innen (Fink-Lamotte et al., 2024). Diese Befunde sind deswegen von Bedeutung, da dynamische Prozesse natürlich auch schwerer therapeutisch zu greifen und zu verändern sein könnten als statische Prozesse.

Nach dem „Gesetz der Ansteckung" gilt: Einmal kontaminiert, immer kontaminiert

Das Gesetz der Ansteckung scheint klinisch im besonderen Maße relevant zu sein. Dies zeigt sich auch darin, dass erstens bereits ein kurzer Kontakt eine dauerhafte Übertragung von Eigenschaften von einem Objekt auf ein anderes bewirkt und zweitens das berührte Objekt ebenfalls die Eigenschaften des ursprünglichen Objektes weitergeben kann. Bereits bei Kindern kann das Gesetz der Ansteckung beobachtet werden. Rozin und Nemeroff (2002) haben fünf Aspekte definiert, die für das Gesetz der Ansteckung charakteristisch sind und auch in der Therapie von pathologischem Ekel berücksichtigt werden sollten (siehe Kasten). Hierfür gibt es eine Reihe von Experimenten, vorrangig aus der Arbeitsgruppe von Paul Rozin, die diese Aspekte bestätigen. So gaben Studierende beispielsweise an, nicht aus einem Glas trinken zu wollen, das zuvor Hundekot enthalten hat, unabhängig davon, wie oft das Glas gereinigt und sterilisiert wurde. In einer Studie haben wir zeigen können, dass das Gesetz der Ansteckung auch funktioniert, wenn die Reizberührung nur als Video dargestellt oder nur in der Vorstellung imaginiert wurde (Fink-Lamotte et al., 2024).

Merke: Fünf Regeln des Gesetzes der Ansteckung

1. Die magische Ansteckung erfolgt durch physischen Kontakt und nicht durch bloße Nähe.
2. Die Übertragung von Eigenschaften ist dauerhaft.
3. Es gilt die Annahme, dass ein Teil dem Ganzen gleichgesetzt wird. Ein winziger Teil eines Objektes verkörpert somit alle Eigenschaften des ganzen Objektes, sodass eine Ansteckung durch eine beliebige Kontaktstelle erfolgen kann.
4. Die Ansteckung unterliegt einer Dosisunempfindlichkeit, sodass ein minimaler Kontakt ausreicht, um eine Eigenschaft weiterzugeben.
5. Es können zwar sowohl positive als auch negative Eigenschaften weitergegeben werden, aber die Ansteckung beinhaltet eine Negativitätspotenz. Eine negative Ansteckung fällt immer stärker und dominanter aus als eine positive.

Aufgrund der sympathetischen Überzeugungen sollte das psychotherapeutische Repertoire über reine erfahrungsbasierte oder kognitive Techniken hinaus auch stärker bildhafte Techniken umfassen, um auch die „magischen“ Überzeugungen gut bearbeiten zu können. Eine mögliche Anpassung kognitiver Techniken an die sympathetischen Gesetze wird in Kapitel 4.2.2 dargestellt.

1.4.4 Entwicklungspsychologische Aspekte

Ekel ruft bereits bei Babys einen prototypischen Gesichtsausdruck hervor

Wenn wenige Wochen alte Babys etwas essen, was ihnen nicht schmeckt oder an etwas riechen, das sie nicht mögen, ziehen sie die Oberlippe hoch, verengen die Augen und rümpfen die Nase. Der prototypische Gesichtsausdruck des Ekels, gefolgt von einer deutlichen Vermeidungsreaktion, ist also schon kurz nach der Geburt beobachtbar. Dies verdeutlicht noch einmal die hohe evolutionäre Funktionalität des Affekts, der sich bereits zu Beginn der Lebensspanne zum Schutz des Körpers vor Gift, Krankheiten und Infekten zeigt (siehe Tabelle 1). Auch Kinder mit neurokognitiven, sensorischen oder anderen Entwicklungsstörungen zeigen diese Reaktionen, die auch über die Lebensspanne hinweg recht ähnlich bleiben.

Kinder, die jünger als 8 Jahre alt sind, zeigen allerdings noch keine Ekelreaktionen „höherer Ordnung“ und haben dementsprechend noch keine sympathetischen Überzeugungen entwickelt. Fallon et al. (1984) haben Kindern in unterschiedlichen Alterskohorten (Jüngere zwischen 4 und 6 Jahren; Mittlere zwischen 6 und 8 Jahren und Ältere zwischen 8 und 11 Jahren) und Erwachsenen verschiedene Geschichten erzählt. Dabei wurde erfasst, inwiefern sich die Bereitschaft veränderte, das Lieblingsgetränk zu trinken, wenn verschiedene kontaminierte Objekte in die Nähe des Getränks kamen (siehe Abbildung 3). Zu den kontaminierten Objekten zählten Süßigkeiten, Hot Dogs, fades Essen, Blätter, Grashüpfer, Gift und Fäkalien. Die Nähe zum Glas wurde in verschiedenen Stufen im Rahmen der Geschichte operationalisiert: (1) Objekt ist im Getränk („In“), (2) Objekt hat den Rand des Glases berührt („Top“), (3) Objekt war im Glas, wurde aber mit einem Löffel aus dem Glas geholt („Out“), (4) Glas wurde entleert und dann neu eingeschenkt („Spill“) und (5) Glas wurde entleert, gründlich gesäubert und dann neu eingeschenkt („Wash“).

Entwicklungspsychologisch zeigt sich mit höherem Alter eine wachsende Aversionstendenz nach beobachteten Kontaminationen

Die Ergebnisse in Abbildung 3 zeigen, dass die Jüngsten das Getränk auch trinken würden, nachdem die Fäkalien nur mit einem Löffel herausgeholt wurden. Mit zunehmendem Alter zeigt sich auch eine größere Aversionstendenz und eine höhere Differenzierung zwischen dem Kontaminationspotenzial der Objekte. So sind alle Altersgruppen bereit, das Getränk zu trinken, wenn noch etwas Süßes im Getränk ist. Wenn Gift oder Fäkalien im Getränk waren, verlangen die Älteren aber, dass es zumindest umgeschüttet werden muss. Die Befunde verdeutlichen, dass persönliche Erfahrungen, soziale Modelle und kulturelle Einflüsse einen hohen Einfluss auf die Entwicklung von Ekel und Aversionstendenzen haben.

Anders als bei Angst scheint sich das Ekelerleben über die Altersspanne eher zu verstärken (Calder et al., 2003). Laut den Autoren könnte das daran liegen, dass Menschen im Alter ihre Grenzen bewusster setzen und generell klarer (denken zu) wissen, was sie gut finden und was schlecht. Auf der anderen Seite führt möglicherweise die Lebenserfahrung zu einer geringeren Angstsensitivität.

Ekelerleben entwickelt sich in der Interaktion von Anlage und Umwelt

Wie bereits beschrieben, setzt sich eine konstruktivistische Emotionsdefinition immer stärker in der Forschungswelt durch (siehe Kapitel 1.2). Dementsprechend sind es neben einigen biologischen (siehe Preparedness) und evolutionär-genetischen Faktoren (siehe Reaktionen von Babys) vor allem gesellschaftliche Faktoren, die dem Emotionserleben eine Bedeutung geben (z.B. die Sprache, die Erfahrung, die Kultur). So kann davon ausgegangen werden, dass ältere Menschen z.B. öfter die Erfahrung gemacht oder bei anderen beobachtet haben, dass einen etwas krank macht. Diese wechselseitige Prägung des Ekelerlebens durch Biologie und Kultur wird auch durch die be-

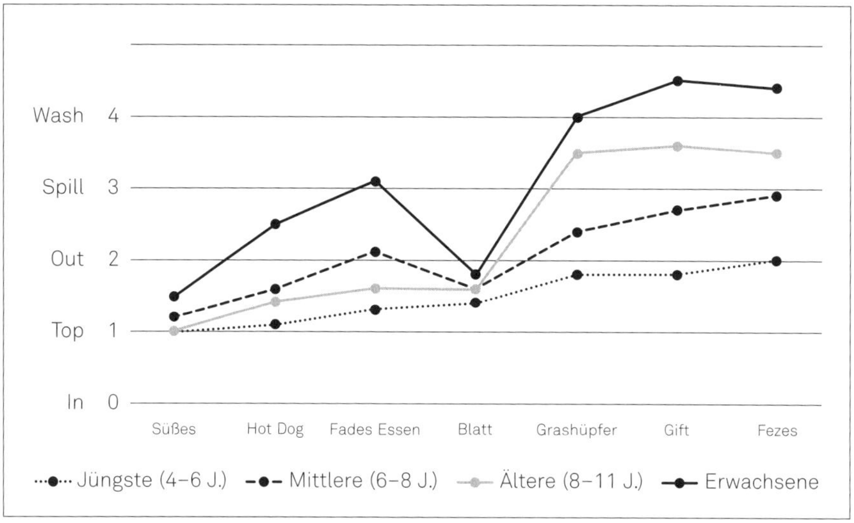

Abbildung 3: Studienergebnisse adaptiert von Fallon et al. (1984). Die kontaminierten Objekte sind auf der X-Achse dargestellt, während auf der Y-Achse die Anzahl der „Dekontaminationsstufen" dargestellt ist, die als notwendig empfunden wurde, bis aus dem Glas getrunken wurde. Es werden vier Alterskohorten dargestellt.

schriebenen entwicklungspsychologischen Aspekte und Ekelreize deutlich. Wie in Tabelle 3 dargestellt gibt es „universellere" Reize (wie Fäkalien), aber auch eine Reihe von kulturspezifischen, ekelauslösenden Reizen. Zusammenfassend kann davon ausgegangen werden: *Wer wir sind und woher wir kommen, bestimmt unser Erleben und damit, wovor wir uns ekeln.*

Merke

Für die Psychotherapie bedeuten die kulturspezifischen und entwicklungspsychologischen Befunde zu Ekelreizen, dass die Dekonstruktion von Ekel durch kognitive Techniken möglich ist – trotz „magischer" Überzeugungen und biologischer Prägung.

Moralischer Ekel und psychotherapeutische Beziehung

"I know where she went – it's disgusting,
I don't want to talk about it. No, it's too disgusting.
Don't say it, it's disgusting, let's not talk."

Donald Trump über Hillary Clintons „Bathroom break"
in einer Fernsehdiskussion 2015
während des Präsidentschaftswahlkampf

Wie bereits in Tabelle 1 dargestellt, geht es bei der moralisch-politischen Ordnung um den (vermeintlichen) Schutz der gesellschaftlichen Grenzen. Der moralische Ekel bezieht sich auf das (subjektiv) Falsche und Verwerfliche. Anders gesagt, es geht um die Abgrenzung der anderen Person, der Aussätzigen von der eigenen Gruppe. Das Trump-Zitat verdeutlicht dies eindrucksvoll. Dass Donald Trump den Affekt Ekel im Wahlkampf verwendete, dürfte kein Zufall gewesen sein: So zeigen Studien, dass Menschen, die sich konservativer einschätzen, auch eine deutlich stärkere Ekelsensitivität berichten (z. B. Inbar et al., 2012). Ekel (wie Scham) hat eine lange historische Tradition als Stilmittel, um Menschen anderer Gruppen gesellschaftlich auszugrenzen:

Ekelerleben korreliert mit politischem Konservatismus

> Traditionell dienten Ekelgefühle den Eliten dazu, ihre Distanz zu den unteren Schichten zu rechtfertigen und zu festigen. Der Soziologe Pierre Bourdieu (1982) schreibt den „feinen Unterschieden“ in Fragen des Geschmacks [...] eine zentrale Rolle bei der Ausdifferenzierung und Abgrenzung gesellschaftlicher Klassen [...] zu. Dem Ekel kommt dabei eine wichtige steuernde Funktion auf der Affektebene zu, weil Ekel [...] auf die feinsten Geschmacksunterschiede sensibel reagiert [...]. (Vogt, 2010, S. 91)

Ekel führt zu interpersoneller Distanz

Ekel liefert den Affekt, der die Menschen zur größtmöglichen Distanz und damit aber auch zur größtmöglichen Unmenschlichkeit motivieren kann. Bei Vogt (2010) wird dargestellt, dass die Nationalsozialisten die Franzosen oder die Kommunisten hassten und vernichten wollten, aber im Hass ihre Gegner trotzdem als Gleiche akzeptierten. Der Affekt gegen die Juden war nicht Hass, sondern Ekel, da nur der Ekel die Menschen ihres Menschseins beraubt „und gewaltsam unter die Gattung ekelerregender Substanzen subsumiert“ (Liessmann, 1997, S. 107).

Ganz frei machen können sich auch Psychotherapeut:innen von Gefühlen der Abgrenzung gegenüber ihren Patient:innen nicht immer. Dies gilt insbesondere, wenn Patient:innen durch Ungepflegtheit, Körpergeruch, Ausdünstungen der Kleidung, aber auch offene Hautstellen, verfilzte Haare oder durch extreme (abweichende) moralisch-politische Überzeugungen auffallen. Das kann aber auch gelten, wenn Patient:innen versuchen, den körperlichen Abstand zum/zur Therapeut:in zu verringern, grenzüberschreitendes Verhalten den Familienangehörigen gegenüber berichten (z. B. bei Missbrauchsfällen), abstoßende sexuelle Praktiken ausleben oder demütigend oder verächtlich über andere Menschen erzählen. Gandras (2021) schreibt in ihrem Buch über die therapeutische Beziehung in der Psychotherapie:

> Ekelgefühle oder Widerwillen signalisieren Unverträglichkeiten in der therapeutischen Beziehung. Sie warnen vor zu großer Nähe und vor Infizierung mit Verdorbenem. Für einen konstruktiven Prozess ist es notwendig, diese Gefühle einzuordnen und zu beherrschen, das kann durch Fürsorglichkeit geschehen, die uns den Ekel überwinden lässt. Bei Verfestigung des Ekelgefühls kann es zu einem Therapieabbruch bzw. -ende kommen. (S. 116)

Merke

In der Psychotherapie wird moralischer Ekel insbesondere als Therapeutenvariable relevant. Therapeut:innen sollten (zunächst) neutral und wertschätzend bleiben, auch wenn sie Verhalten, Moral und Einstellungen der Patient:innen ablehnen. Gezeigte Abscheu durch Therapeut:innen kann der therapeutischen Beziehung nachhaltig einen schweren Schaden zufügen, weil er die oft vorhandenen Standesunterschiede sowie die Stigmatisierung der psychischen Erkrankung festigt. Umso wichtiger ist es, Ekel früh zu erkennen und einordnen zu können. Für die Überwindung von Ekel kann der Fokus auf das Gefühl von Fürsorglichkeit (Mitgefühl, siehe Kapitel 4.2.5) hilfreich sein.

1.4.5 Psychodynamische Modellbildung zum Ekel

In der psychodynamischen Theorie wird Ekel durch ein strenges Über-Ich gefördert

Wie eingangs erwähnt, schreibt Sigmund Freud dem Ekel eine Schutzfunktion vor unbewussten (sexuellen) Erregungen zu. Damit sich Ekel bildet, muss ein strenges Über-Ich die Sexualität beschränken oder sexuelle Traumatisierung vorliegen.

Joraschky und Croy (2010) beschreiben, dass sich im Rahmen der analen Phase unter triebtheoretischen Aspekten Körpergrenzen aufbauen sollten und die (gesunde) Entwicklung von Ekel den leiblichen Schutz sichert. Ähnlich ist Ekel im Rahmen der Objekt-Beziehungstheorie Teil der Selbst-Objekt-Differenzierung im Säuglingsalter. So empfindet das Kind die Mutterbrust zunächst als Teil des eigenen Selbst (Vogt, 2010). Der Ekel hilft dem Kleinkind, sich aktiv von der Mutter abzugrenzen, wenn es verstanden hat, dass die Mutterbrust außerhalb des eigenen Selbst und der eigenen Kontrolle liegt. Ekel zieht hierbei also die Grenze zwischen Selbst und Objekt.

Ekel fördert die Selbst-Objektgrenze

Der übertriebene Ekel entsteht entsprechend der psychodynamischen Theoriebildung dann in der späteren Entwicklung, wenn „die Bezugsperson nicht ausreichend auf die Distanzierungssignale des Säuglings eingegangen ist (z. B. füttert, obwohl er sich abwendet)" (Joraschky & Croy, 2010; S. 53). Der Säugling kann die Empfindung entwickeln, dass keine Grenzen zwischen Selbst und Objekt bestehen und jeder Zutritt zum Selbst hat. Ekel wirkt dieser Aufhebung entgegen, zieht Grenzen und bewirkt die Ausstoßung des schlechten Objekts. Wenn die Ursache des Ekels (z. B. die fehlende Wahrung der Distanz) zu salient ist, kann es sein, dass der Ekel abgewehrt werden muss. Dies geschieht dann durch Somatisierung, wie Ohnmachtsanfälle, starke Übelkeit oder Hautreaktionen (Vogt, 2010).

2 Ekelbezogene Störungen

2.1 Ekel als Mechanismus von Psychopathologien

Ekel kann über vier verschiedene Mechanismen zu psychischen Störungen beitragen

Es stellt sich natürlich grundsätzlich die Frage, inwiefern Ekel tatsächlich einen Mechanismus darstellt, der zur Entstehung von psychischen Störungen beiträgt oder ob Ekel eher ein Epiphänomen der Störungsbilder darstellt. Davey (2011) hat vier mutmaßliche Mechanismen herausgearbeitet, die den Zusammenhang zwischen Ekel und Psychopathologie erklären können. Diese sind: (1) reaktionsbezogene Effekte, (2) auf das Selbst gerichteter Ekel (Selbstekel), (3) Verstöße gegen moralische oder soziale Normen (moralischer Ekel) und (4) stimulusgesteuerte und informationsverarbeitende Verzerrungen.

Starker Ekel kann zu psychischen Beeinträchtigungen führen

Der *reaktionsbezogene Effekt* (nach Kontakt- oder mentaler Kontamination) ist der direkteste Mechanismus zwischen Ekel und Psychopathologie. Aus starken Ekelgefühlen (beispielsweise gegenüber Objekten oder Personen) können demnach direkt psychische Auffälligkeiten entstehen, da das Ekelerleben dazu führt, dass die Betroffenen starke Vermeidungs-, Rückzugs- und Ablehnungsreaktionen zeigen und dass Gewöhnungsprozesse gehemmt werden. Ein Beispiel hierfür ist der „Waschzwang", der unmittelbar nach dem Kontakt mit einer Türklinke aufgrund des Gefühls von Ekel entsteht. Das Vermeidungsverhalten führt dann im Sinne von Rückkopplungsprozessen (negativer Verstärkung) zu einer Verstetigung dysfunktionaler Erlebens- und Verhaltensweisen.

Ekelspezifische kognitive Verzerrungen können psychische Störungen begünstigen

Stimulusgesteuerte und informationsverarbeitende Verzerrungen, die durch Ekel ausgelöst werden, können ebenfalls psychische Auffälligkeiten auslösen und aufrechterhalten. Bei Ekel besonders hervorzuheben sind dabei aufmerksamkeits-, interpretations- und gedächtnisbezogene Verzerrungen (siehe Kapitel 1.4.3). Im Rahmen der *Kombinierten kognitiven Verzerrungshypothese* (combined cognitive bias hypothesis) wird angenommen, dass das Zusammenspiel verschiedener ekelassoziierter Verzerrungen einen wesentlichen Beitrag zur Entstehung von Psychopathologie liefern könnte. Hierzu fehlt aber mit Bezug auf Ekel noch weitestgehend der wissenschaftliche Nachweis.

Selbstekel kann zu Selbstbestrafung und Selbstabwertung im Rahmen psychischer Störungen beitragen

Der *auf das Selbst gerichtete Ekel* (Selbstekel) ist deutlich schwieriger als direkter Mechanismus identifizierbar. Grundsätzlich aber kann Ekel im Sinne von Selbstbestrafung oder Selbstabwertung Attribute des Selbst mit einem negativen Affekt versehen. Zudem kann extern, durch andere Objekte oder Personen hervorgerufener Ekel mit dem Selbst assoziiert werden. Diese konditionierten Attributionen können beeinflussen, wie die Person die Welt und das Selbst längerfristig wahrnimmt, und dadurch zu einem Mechanismus von Psychopathologien werden.

Verstöße gegen moralische oder soziale Normen können zu teilweise starkem Ekelerleben (moralischer Ekel) führen. Ein auslösender oder aufrechterhaltender Mechanismus kann moralischer Ekel dann werden, wenn eine übermäßige Beschäftigung mit (vermeintlichen) normativen Verstößen erfolgt. Ein Beispiel sind religiöse oder sexuelle Zwangsgedanken im Rahmen einer Zwangsstörung, wobei viel Anstrengung darauf verwendet wird, verwerfliche Gedanken zu unterdrücken sowie den Kontakt mit „unreinen" Personen, Objekten oder „gefährlichen" Orten zu vermeiden. Abstoßende Affekte wie Ekel sind hierbei „hilfreich", um eine möglichst große Distanz zu den Gedanken, Personen oder Orten zu halten.

Übermäßige Beschäftigung mit moralischen Verstößen kann moralischen Ekel auslösen

Auch wenn die Evidenz wächst, schreibt Davey (2011), dass es noch mehr prospektive Studien braucht, die den Beitrag der vorgeschlagenen (und weiterer) ekelbezogenen Mechanismen zur Entstehung und Aufrechterhaltung psychischer Störungen beschreiben können. Nachfolgend werden Störungsbilder und deren Beziehung zu Ekel vorgestellt und relevante ekelassoziierte Mechanismen und therapeutische Ansatzpunkte herausgearbeitet.

2.2 Ekel und Zwangsstörungen

Die umfangreichste Forschung zum pathologischen Ekelerleben gibt es bisher zu kontaminationsbezogenen Zwangsstörungen (Waschzwängen). Bei Waschzwängen leiden die Betroffenen unter aufdringlichen, ich-dystonen, übertriebenen kontaminationsbezogenen Befürchtungen (Angst, durch Keimkontakt in der Öffentlichkeit schwer zu erkranken oder andere anzustecken). Um diese Befürchtungen zu reduzieren, werden exzessive Desinfektions-, Reinigungs- und Waschrituale durchgeführt. Ekel ist – evolutionär gesehen – eine Krankheitsvermeidungsemotion (disease-avoidance emotion), entsprechend verwundert es nicht, dass gerade Kontaminationsängste und -zwänge eng mit pathologischem Ekelerleben verknüpft scheinen: Wie bereits angedeutet kann Ekel aber auch bei moralischen Zwangsgedanken (sexuellen oder religiösen Gedanken) eine wichtige Rolle spielen. Eine erhöhte Ekelneigung und eine erhöhte Ekelsensitivität scheinen dabei Risikofaktoren für kontaminationsbezogene Befürchtungen zu sein. Dies legt nahe, dass als zugrunde liegende Mechanismen der Pathologie *reizbezogene Effekte* dominieren. Daneben wird aber auch diskutiert, dass einige ekelbezogene, kognitive *Verzerrungen,* die die Aufmerksamkeit und das Gedächtnis betreffen, aufrechterhaltende Faktoren der Kontaminationsängste sind. Hierzu gehören auch die bereits vorgestellten sympathetischen magischen Überzeugungen (Tolin et al., 2004; siehe Kapitel 1.4.3) und die damit verbundenen rigiden

Ekel als Krankheitsvermeidungsemotion kann Kontaminationsängste bei Zwangsstörungen fördern

Kontaminationsüberzeugungen *(Gesetz der Ansteckung)*. Da die (Un-)Reinheit einen zentralen Aspekt der Psychopathologie darstellt, sollte auch *moralischer Ekel* als Mechanismus mitgedacht werden. Dies gilt insbesondere für die moralischen Zwangsgedanken.

Fallbeispiel: Frau K. (Waschzwang, Ekel vor Krankenhauskeimen)

Frau K., Ärztin in einem städtischen Krankenhaus, leidet seit langem unter starken Waschzwängen. Ursächlich für den Zwang sei ihr Ekel vor Krankenhauskeimen und ihre Angst, ihre Wohnung damit zu verschmutzen. Wenn sie von der Arbeit im Krankenhaus nach Hause kommt, zieht sie sich komplett aus, wirft die Kleidung in die Waschmaschine, wobei sie darauf achtet, dass die Kleidung nicht mit der Tür der Maschine in Berührung kommt. Hiernach duscht sie etwa 20 Minuten, dabei wäscht sie jedes Körperteil ritualisiert fünfmal mit Seife. Nach dem Abtrocknen desinfiziert sie ihren gesamten Körper. Das Handtuch wird direkt in die Waschmaschine geworfen und die Waschmaschine angestellt. Danach zieht sie sich frische Kleidung an. In der Klinik selbst ist das Arbeiten für sie nur unter größten Anstrengungen möglich. Hierbei desinfiziert sie ständig ihre Hände und erlebt durchgängig starke Ekelgefühle. Immer häufiger muss sie sich krankschreiben lassen, weil alleine die Vorstellung, zur Arbeit zu fahren, für sie mit Gefühlen von starker Kontaminationsangst und Ekel assoziiert ist.

Fallbeispiel: Herr L. (Waschzwang, Ekel vor eigenem Schweiß)

Herr L. berichtet über starken Ekel vor dem eigenen Schweiß. Der Ekel kam schleichend und war dann „einfach da". Er verbringe nun mehrere Stunden in der Badewanne mit viel Badezusatz, um sich „abzuwaschen". Händewaschen und Duschen laufe aber dann normal. Der hohe Zeitbedarf für seine Wannenbäder würde seine Beziehung immer stärker belasten, weswegen er die therapeutische Behandlung aufgesucht hat.

2.3 Ekel und Zwangsspektrumsstörungen

Skin-Picking und Trichotillomanie können mit Selbstekel einhergehen

Bei der *Skin Picking Krankheit* (SPK, Dermatillomanie) steht das wiederholte exzessive Berühren, Quetschen und Aufkratzen der Haut im Vordergrund. Dies kann zu schwerwiegenden Konsequenzen, bis hin zu Gewebeschäden und Infektionen, führen. Die Krankheit geht mit starkem Leidensdruck, Ekelneigung und *Selbstekel* einher, gerade da Wunden und Narben das äußere Erscheinungsbild bestimmen.

Bei der *Trichotillomanie* (siehe auch Bohne, 2009) reißen sich die Betroffenen die eigenen Haare aus, was zu starkem Haarverlust führen kann. Auch wenn es bisher keine Studien zu Ekelerleben bei Trichotillomanie gibt, kann davon ausgegangen werden, dass die teilweise körperliche Entstellung, die mit dem Haareausreißen zusammenhängt, auch zu vermehrtem *Selbstekel* beitragen kann.

Körperdysmorphe Störung: Als entstellt wahrgenommene Körpermerkmale rufen Selbstekel hervor

Die *Körperdysmorphe Störung* (siehe auch Hartmann et al., 2019) geht mit einer übermäßigen Beschäftigung mit dem vermeintlich entstellten Aussehen einzelner Körperteile einher. Hierbei scheinen ebenfalls selbstabwertende Gedanken und *Selbstekel* eine Rolle zu spielen.

Hypochondrie: Angst und Ekel vor Krankheiten

Menschen, die unter der *Krankheitsangst* (Hypochondrie, siehe auch Bleichhardt & Martin, 2010) leiden, beschäftigen sich übermäßig mit den Gedanken, an einer schwerwiegenden (terminalen) Krankheit erkrankt zu sein, suchen zur Rückversicherung und Reduzierung der Angst übermäßig oft Ärzt:innen auf und verwenden durch umständliche Rituale viel Zeit darauf, den Kontakt mit Krankheitskeimen zu vermeiden. Gerade der letzte Punkt zeigt, dass hierbei Ekel, neben Angst, als Krankheitsvermeidungsemotion einen aufrechterhaltenden Mechanismus des Störungsbildes darstellen kann. Vordergründig sind hierbei *reizbezogene Effekte* und *ekelassoziierte Verzerrungen* als mögliche zugrundeliegende Mechanismen zu nennen.

Olfaktorische Referenzstörung: Befürchtungen vor unangenehmem Geruch gehen mit Selbstekel einher

Die *olfaktorische Referenzstörung* (ORS) ist gekennzeichnet durch die übertriebene Befürchtung, einen unangenehmen Körper- oder Mundgeruch zu verbreiten. Dabei beziehen sich die geruchsbezogenen Sorgen insbesondere auf Achseln, Mund, Füße oder den Intimbereich. Hierbei scheint die Befürchtung insbesondere mit Selbstekel (z. B. nach Exkrementen zu riechen) einherzugehen. In einer Studie von Schmidt und Grocholewski (2019) konnte gezeigt werden, dass in der ORS-Gruppe Menschen stärkeren Ekel erlebten als in der gesunden Kontrollstichprobe. Die Befundlage zu ORS ist aber noch sehr übersichtlich.

Misophonie: Ekel vor Geräuschen (z. B. Schmatzen)

In letzter Zeit bekommt die *Misophonie* mehr Aufmerksamkeit, wobei ungeklärt ist, inwiefern hier ein eigenwertiges Störungsbild vorliegt (Taylor, 2017). Nach Taylor (2017) ist Misophonie ein erstmals in der audiologischen Literatur beschriebenes Phänomen, das durch intensive emotionale Reaktionen (z. B. Ekel, Ärger, Wut) auf ganz bestimmte Geräusche, insbesondere Mund- oder Nasengeräusche anderer Menschen (z. B. Kauen, Schnüffeln, Schlürfen, Lippenschmatzen), gekennzeichnet ist.

2.4 Ekel und spezifische Phobien

Spezifische Phobien sind häufig mit Ekelgefühlen assoziiert

Spezifische Phobien werden in fünf Subtypen eingeordnet: Tier-, Umwelt-, Blut-Spritzen-, situationaler und anderer Typ. Ekel findet sich dabei insbesondere bei phobischen Störungsbildern wieder, deren Auslöser aufgrund ihrer haarigen, schleimigen oder gruseligen Natur eng mit der biologischen Preparedness-Theorie (siehe Kapitel 1.4.2) zusammenhängen. Auch scheinen Phobien, die Tiere, Insekten und Körperausscheidungen betreffen, einen starken Krankheitsbezug zu haben. So ist die Ekelneigung – auch unter statistischer Kontrolle von Trait-Angst – signifikant assoziiert mit der *Blut-Spritzen-Phobie,* der *Emeto-* (Angst vor dem Erbrechen) und der *Zoophobia* (vor allem Angst vor Spinnen oder Schlangen, aber auch Regenwürmern oder Schnecken). Häufigere Ohnmachtsreaktionen scheinen bei Blut-Spritzen-Phobie allerdings nicht mit höherer Ekelsensitivität assoziiert zu sein. Bei den spezifischen Phobien sind *reizbezogene Effekte* sowie *kognitive Verzerrungen* als ekelspezifische Mechanismen der Pathologie präsent.

Blut-Spritzen-, Emeto- oder Zoophobie: häufig starke Ekelgefühle

Fallbeispiel: Frau M. (Zoophobie)

Frau M., 34 Jahre alt, sucht Unterstützung wegen einer ausgeprägten Phobie vor Regenwürmern. Die Phobie begann mit etwa 10 Jahren, als sie mit einem Regenwurm in Kontakt kam und daraufhin eine intensive Abneigung und Ekel gegenüber diesen Tieren entwickelte. Seitdem vermeidet sie Orte, an denen sie Regenwürmer vermutet, wie Gärten, Parkanlagen oder feuchte Gebiete, kann draußen nicht barfuß umherlaufen und zeigt starke Angstsymptome, wenn sie mit ihnen konfrontiert wird. Dies beeinträchtigt ihr tägliches Leben erheblich, insbesondere wenn es regnet, da sie dann befürchtet, dass dann vermehrt Regenwürmer auftauchen könnten.

Fallbeispiel: Herr S. (Blut- und Spritzenphobie)

Herr S. berichtet von einer seit Jahren vorhandenen ausgeprägten Blut- und Spritzenphobie. Im Rahmen der Psychotherapie wurde mithilfe der angewandten Anspannung das Ohnmachtsleiden erfolgreich behandelt. Allerdings ekelt sich der Patient immer noch extrem vor Blut. Er behandelt seine Kinder wie „rohe Eier", damit diese sich bloß nicht verletzen, er ist nicht geimpft und lässt auch seine Kinder nicht impfen, obwohl er Impfungen grundsätzlich sinnvoll findet. Er achtet selbst darauf, dass er sich nicht schneidet oder verletzt. So drehen sich viele seiner alltäglichen Gedanken um die Vermeidung von Verletzungen.

2.5 Ekel und posttraumatische Belastungsstörungen

Ekel ist Risikofaktor für die Entstehung einer PTBS nach Traumatisierung

Wenn im Nachgang an ein traumatisches Erlebnis Angstzustände entwickelt werden, kann eine posttraumatische Belastungsstörung (PTBS) vorliegen (siehe auch Ehlers, 1999). Ekel scheint einen Risikofaktor für die Entstehung einer PTBS nach Traumatisierung darzustellen. So scheint auftretender Ekel die Konditionierungsassoziation während des traumatischen Erlebnisses zu stärken. Das Erleben von Ekel ist wahrscheinlicher, wenn bestimmte Reize während des traumatischen Erlebnisses vorhanden sind. Hierzu zählen Ekelreize aus der Kategorie der Körperausscheidungen, wie Erbrochenes, Blut, starke Gerüche, und sexuelle Gewalterfahrungen. Neben *reizbezogenen Effekten* steht bei der PTBS *selbstbezogener Ekel* als Mechanismus in der Diskussion.

2.6 Ekel und Essstörungen

Selbstekel ist auslösender und aufrechterhaltender Mechanismus bei Anorexie und Bulimie

Anorexia nervosa (siehe auch Jacobi & Beintner, 2021) und *Bulimia nervosa* (siehe auch Svaldi & Tuschen-Caffier, 2018) gehen einher mit einer erhöhten Ekelsensitivität und einem verstärkten *Selbstekel* im Vergleich zu gesunden Personen. Dabei führt der Selbstekel zu starkem Vermeidungsverhalten gegenüber dem eigenen Körper (z. B. Vermeidung von Spiegeln oder Anfassen). Selbstekel ist dabei aber nicht nur Auslöser von pathologischem Verhalten, sondern selbst auch aufrechterhaltender Mechanismus. Die Angst vor dem Selbstekel nach dem Essen kann restriktives Essverhalten begünstigen und führt zu weniger kognitiver Flexibilität und vermehrtem Stresserleben. Zusammenfassend lässt sich festhalten, dass *Selbstekel* ein wesentlicher auslösender und aufrechterhaltender Mechanismus von Essstörungen sein kann.

Fallbeispiel: Frau J. (Essstörung)

Frau J. berichtet über stark gezügeltes Essverhalten. Bei Beginn der Therapie wiegt sie 48,3 kg bei einer Größe von 170 cm (BMI=16,6 kg/m²). Sie erlebt ein starkes Ekel- und Würgegefühl nach jedem Essen, muss aber nicht erbrechen. Sie hat dann einen starken Bewegungsdrang. Das Ekel- und Kontaminationsgefühl reduziert sich durch die Bewegung aber nur geringfügig. Sie leidet sehr unter diesen anhaltenden Ekelgefühlen, weswegen sie das Essen immer häufiger ganz weglässt.

2.7 Ekel und andere Erkrankungen

Selbstekel begünstigt negative Attributionsmuster bei Depressionen

Depressive Störungen. Depressive Störungen sind die mit am häufigsten auftretenden psychischen Erkrankungen weltweit. Inzwischen gibt es eine Reihe von Hinweisen, die nahelegen, dass Selbstekel bei Menschen mit diagnostizierten affektiven Störungen stärker ausgeprägt ist als Schuld oder Scham (Zahn et al., 2015). Ekel scheint ein Vulnerabilitätsfaktor bei der Ätiologie von Depressionen zu sein, insbesondere wenn zusätzlich hohe Einsamkeitsgefühle vorhanden sind. *Ekel bezogen auf das Selbst* beeinflusst als Wirkmechanismus die schematischen Attributionen auf das Selbst und beeinflusst, wie die Person die Welt und sich längerfristig sieht. Entsprechend hoch kann der Einfluss von Selbstekel auf die negativen Attributionsmuster der Depressionen eingeschätzt werden. Grundsätzlich sollte Selbstekel einen höheren Stellenwert in der Diagnostik von Depressionen haben.

Patient:innen mit BPS erleben stärkere Ekelneigung und Ekelsensitivität als Kontrollpersonen

Borderline-Persönlichkeitsstörung. Aufgrund der starken Tendenz zur Abwertung der eigenen Handlungen und persönlichen Eigenschaften scheint die Borderline-Persönlichkeitsstörung (BPS), ähnlich wie die affektiven Störungen, mit *Selbstekel* assoziiert zu sein. Daneben scheinen Patient:innen mit Borderline-Persönlichkeitsstörung auch eine stärkere Ekelneigung und Ekelsensitivität zu erleben als Kontrollpersonen sowie scheinen sie Gesichter mit Ekelexpressionen intensiver zu erleben.

Krebsbehandlung kann mit starkem Ekel verbunden sein

Veränderter Umgang mit Körperausscheidungen kann bei Darmerkrankungen starke Ekelgefühle auslösen

Hautkrankheiten: chronischer Selbstekel ist häufig

Chronische Erkrankungen. Es gibt immer mehr Studien, die zeigen, dass Ekelerleben einen signifikanten Beitrag zur erschwerten psychischen Anpassung bei verschiedenen chronischen Erkrankungen liefert und damit auch deren Gesamtverlauf negativ beeinflussen kann. Besonders hervorzuheben sind dabei Krebserkrankungen, Darmerkrankungen, Adipositas und Hauterkrankungen. Bei Krebserkrankungen werden verschiedene Ekelauslöser diskutiert, wie Operationen (im Sinne des Eindringens in die Körperhülle), Nebenwirkungen (z.B. Erbrechen und Durchfall), körperliche Veränderungen (z.B. Amputation, Haarausfall, Verbrennungen durch Strahlentherapie) und existenzielle Auslöser (Aussicht auf den eigenen Tod). Bei Darmerkrankungen (z.B. entzündliche Darmerkrankungen oder Stuhlinkontinenz) sind insbesondere Körperauscheidungen wie Fäkalien Auslösereize, bei Adipositas überschüssiges Körperfett und bei chronischen Hautkrankheiten (wie Akne, Psoriasis und Dermatitis) sichtbare, schälende, gerötete oder auch eiternde Hautstellen (siehe Beispiel). Insbesondere *Selbstekel* scheint hierbei als aufrechterhaltender Mechanismus der psychologischen Faktoren der chronischen Erkrankungen von zentraler Bedeutung (Fink-Lamotte & Stierle, 2022).

Fallbeispiel: Herr R. (Hauterkrankung)

Herr R. leidet seit einigen Jahren unter einer schwereren Form der Psoriasis (Schuppenflechte). Seine Haut ist an einigen Stellen am Arm, am Hals und an den Beinen durch rötliche, schuppende Hautveränderungen gekennzeichnet. Da diese Stellen im Alltag nicht so einfach verdeckbar sind, erlebt er einen starken Ekel gegenüber seinem Körper und inzwischen auch gegenüber sich als ganzer Person. Der Ekel führt dazu, dass er sich immer mehr zurückzieht, schon lange keine Spiegel mehr in der Wohnung hat und immer öfter starkes Unwohlsein empfindet, wenn er sich selbst berührt.

Neurodegenerative Störungsbilder: Veränderte Ekelverarbeitung beeinflusst Umgang und Bewältigung der Erkrankung ungünstig

Neurodegenerative und neurologische Störungen. Es gibt eine Reihe von neurodegenerativen Störungsbildern, bei denen Ekel einen ungünstigen Einfluss auf den Umgang mit und die Bewältigung der Erkrankung darstellt. Bei der *Huntington-Erkrankung* (Chorea Huntington) leiden die Betroffenen unter Bewegungsstörungen, (teilweise) einem Rückgang an intellektuellen Fähigkeiten und psychischen Veränderungen mit Verhaltensstörungen. Dies geht einher mit einer eingeschränkten Wiedererkennung und einem eingeschränkten Ausdruck von Emotionen und hier insbesondere Ekel. Menschen, die unter der *Parkinson-Erkrankung* leiden, zeigen Bewegungsarmut, Muskelsteifheit und oft starkes Zittern. Die Studienlage ist aber weniger eindeutig als bei der Chorea Huntington, allerdings gibt es Hinweise, dass auch bei der Parkinson-Erkrankung die Ekelverarbeitung verändert sein kann, was mit einer verringerten Hygiene und erhöhtem Selbstekel einhergehen kann (Tsatali et al., 2019). Ein reduziertes Ekelerleben findet sich bei weiteren neuropsychologischen Erkrankungen, wie der *frontotemporalen Demenz* oder der *Insula-Atrophie,* was sich z. B. in einer verringerten Ekelneigung gegenüber verschimmelten Essen manifestiert. Das veränderte Ekelerleben bei diesen Störungsbildern hängt eng mit den damit verbundenen gestörten neurologischen Prozessen zusammen und kann demnach als Symptom der Erkrankungen verstanden werden. Über Rückkopplungsprozesse und Stress kann dies aber ein wesentlicher „Brandbeschleuniger" der Erkrankungen sein und sollte dementsprechend im therapeutischen Prozess berücksichtigt werden. Außerdem braucht es weitere Forschung, um diese Prozesse besser zu verstehen.

Patient:innen mit Demenz können durch reduziertes Ekelerleben gefährdet sein

Sexuelle Funktionsstörungen. Im Sinne der evolutionären Funktion von Ekel als Krankheitsvermeidungsemotion, die Menschen davor schützt, potenziell kontaminierte Substanzen in sich aufzunehmen, ist die Verbindung von sexuellen Praktiken und Ekel offensichtlich. Insbesondere, wenn im sexuellen Kontakt Körperflüssigkeiten (Spucke beim Küssen, Sperma oder Vaginalflüssigkeit) ausgetauscht werden, ist es nicht verwunderlich, wenn das Verhaltensimmunsystem anspringt, um seiner Schutzfunktion gerecht zu werden. Dies kann allerdings im Konflikt stehen mit dem Ausleben von sexueller Lust oder dem funktionalen Ziel der Fortpflanzung. Es gibt Hinweise, dass ein gegenläufiger Mechanismus Kern- und sexuelle Ekelneigung und Vermeidung (zeitweise) unterdrückt und gleichzeitig sexuelle Erregung und Annäherung fördert, um das evolutionäre Ziel der Fortpflanzung (und der sexuellen Lust) überhaupt umsetzen zu können. Bei Powell und Consedine (2021) heißt es: *„Diese Ergebnisse deuten darauf hin, dass sexuelle Erregung in der Lage ist, die durch Ekel hervorgerufenen Hemmungen/Vermeidungen zu überwinden."* (S. 160)

Starker Ekel vor Körperflüssigkeiten kann sexuelle Funktionsstörungen fördern

Dieser Prozess scheint allerdings in beide Richtungen zu funktionieren. So zeigen Studien, dass auch induzierter Ekel sexuelles Arousal reduzieren kann. Wenn der ekelspezifische Vermeidungsmechanismus im Sinne eines *reizbezogenen Effekts* aber deutlich stärker ausgeprägt ist als der antagonistische Annäherungsmechanismus, kann dies zu subjektivem Leid führen und mit interpersonellen Problemen einhergehen. Ebenso kann ein zu starker Annäherungsmechanismus zu Leid und Schwierigkeiten führen.

2.8 Psychische Aspekte von Übelkeit

Übelkeit

Übelkeit (Nausea) scheint bei verschiedenen klinischen Syndromen neben gastrointestinalen Ursachen auch psychische Ursachen zu haben. Übelkeit ist dabei das Gefühl, das häufig Erbrechen ankündigt. Es entsteht im Hirnstamm (in der Medulla Oblongata, zwischen Kleinhirn und Rückenmark), wohin „Brechsignale" aus dem Verdauungstrakt gesendet werden. „Brechsignale" können erhöhter Druck im Magen oder Darm sowie Reizungen durch Alkohol oder Entzündungen sein. Aber auch der Gleichgewichtssinn, verschiedene Hormonsysteme, Schmerzreize und das Gehirn selbst können das „Brechsignal" an den Hirnstamm senden und damit Übelkeit (und Erbrechen) auslösen. Dabei zeigen immer mehr Studien, dass Übelkeit, die durch die Chemotherapie ausgelöst wird (Grassi et al., 2015), von verschiedenen psychischen Faktoren abzuhängen scheint. So zeigten Grassi et al. (2015), dass Patient:innen, die Übelkeit nach der Chemotherapie entwickelten, eine verzweifeltere und besorgtere Einstellung zu ihrer Erkrankung (Hoffnungslosigkeit, Hilflosigkeit und ängstliche Besorgnis) sowie ein höheres Maß an emotionaler Belastung durch die Chemotherapie aufwiesen.

3 Diagnostik und Indikation

Wie im Kapitel 2 deutlich geworden ist, könnte pathologisches Ekelerleben bei einer Vielzahl von psychischen Störungen ein auslösender und/oder aufrechterhaltender Faktor sein. Für die psychotherapeutische Behandlung ist es dementsprechend wichtig, ungewöhnliches Ekelerleben frühzeitig, am besten im Rahmen der Diagnostik, als relevanten Faktor zu identifizieren. Hierfür bieten sich Verfahren (a) zur Erfassung der psychophysiologischen Ebene, (b) zur Kognitions- und Verhaltensdiagnostik und (c) zur Selbstbeurteilung an.

3.1 Diagnostik des Ekels auf psychophysiologischer Ebene

Physiologische Indikatoren: ekeltypischer Gesichtsausdruck, Würgereiz, Reaktion auf bestimmte olfaktorische Reize

Das Ekelerleben lässt sich durchaus auch auf psychophysiologischer Ebene beschreiben. Allerdings zeigen Studien, dass die physiologischen Reaktionen des Ekelerlebens, wie z. B. die Aktivierung des Parasympathikus, oftmals nicht trennscharf genug sind, um hieraus valide diagnostische Informationen zu ziehen (siehe Kapitel 1.3.4). Studien verdeutlichen auch, dass im selbstberichteten Erleben Ekel oft nur schwer von Angst zu unterscheiden ist. Drei psychophysiologische Indikatoren können allerdings wichtige Hinweisreize für das Erleben von Ekel sein. Hierzu zählt (a) die Gesichtsreaktion, (b) der Würgereiz und (c) die Reaktion auf olfaktorische Reize.

Prototypischer Gesichtsausdruck kann Hinweis auf situatives Ekelerleben geben

Prototypische Gesichtsreaktion. Im Rahmen des therapeutischen Gesprächs sollten Therapeut:innen in der Lage sein, den prototypischen ekelbezogenen Gesichtsausdruck als solchen zu erkennen und zu verbalisieren. Wie in Kapitel 1.3.3 beschrieben, zeichnet sich die Gesichtsreaktion dadurch aus, dass die Oberlippe angehoben, die Mundwinkel heruntergezogen und die Nase gerümpft wird. Daneben werden die Augen zu schmalen Schlitzen verschlossen. Die direkte Ansprache des Gefühls durch den bzw. die Therapeut:in kann die Emotion für die therapeutische Arbeit nutzbar machen:

- Erleben Sie gerade Ekel?
- Was stößt Sie ab?
- Was erleben Sie gerade?

Würgereiz und seine verbalen Entsprechungen gelten als Indikator starken Ekelerlebens

Würgereiz. Häufig verwenden Patient:innen umgangsprachliche Ausdrücke, um ihr Ekelerleben zu verbalisieren. Therapeut:innen sollten aufmerksam werden, wenn Patient:innen über ihren Würgereiz sprechen und dabei folgende Sätze sagen:

- „Wenn ich daran denke, dreht sich bei mir der Magen um."
- „Ich könnte kotzen."
- „Ich würde mich gerne erbrechen."
- „Ich finde das widerlich."
- „Mir wird ganz flau im Magen, wenn ich daran denke."
- „Es stößt mich ab."
- „Mir ist übel."

Auch hier sollten Therapeut:innen ein mögliches Ekelerleben direkt ansprechen. Allerdings können sich auch andere Emotionen, wie Angst, Ärger, Wut, Scham oder Hilflosigkeit hinter diesen Sätzen verbergen. Eine weiterführende Diagnostik ist daher notwendig.

Messung der Ekelreaktion auf olfaktorische Reize. Schon Neugeborene zeigen Reaktionen auf den Geruch von verdorbenem Essen und Kleinkinder reagieren mit Unwillen darauf, wenn sie z. B. an dreckigen Socken riechen oder „eklige" Objekte in den Mund nehmen sollen. Wenn Objekte chemisch-sensorische Hinweise auf Kontamination (z. B. Gestank) geben, wird die Vermeidungsreaktion automatisch ausgelöst. Studien zeigen, dass ekelbezogene Geruchsschwellen individuell sehr unterschiedlich ausfallen. Daher kann die Geruchssensitivität als wichtiges Maß zur Einschätzung der Ekelsensitivität dienen. Selbsteinschätzungen von Geruchsfunktionen sind allerdings nicht genau. Dagegen scheinen verhaltensbasierte Bewertungen valider zu sein,

Ekelbezogene Geruchsschwellen sind individuell sehr unterschiedlich

auch wenn hier noch weitere Studien fehlen, um genauere Angaben machen zu können. Inzwischen gibt es verschiedene Verfahren, um die individuelle Ekelschwelle zu messen, wobei wir nachfolgend den Sniffin' Sticks Test (SST, Hummel et al., 2007) kurz vorstellen wollen. Der SST ist ein Test der nasalen chemo-sensorischen Funktion, der auf stiftähnlichen Geruchsspendern basiert und zur Messung der Geruchsschwelle, -unterscheidung und -identifizierung genutzt werden kann. Für den Test liegt auch eine deutsche Normtabelle vor, die eine diagnostische Einschätzung der Ekelschwelle ermöglicht.

3.2 Identifikation von ekelspezifischen Kognitionen und Verhaltenskonsequenzen

Identifikation von ekelbezogenen Kognitionen verbessert die Therapieplanung

Bei vielen Störungsbildern, bei denen eine Exposition indiziert ist, die mit starker Angst einhergeht, wird die Diagnostik des Ekelerlebens oft vernachlässigt. Möglicherweise könnten einige Patient:innen mehr von Expositionsverfahren bei Zwangsstörungen oder spezifischen Phobien profitieren, wenn die ekelassoziierten Kognitionen besser identifiziert würden (siehe Wickenhauser, 2022; siehe Kapitel 4.2.1). Nicht selten finden sich Therapieverläufe, die durch fehlende Ekeldiagnostik und fehlenden Einbezug von Ekelgefühlen weniger erfolgreich verlaufen, als sie eigentlich könnten (siehe Fallbeispiel Frau K.).

Fallbeispiel: Frau K. (Forts.)

Frau K. wurde im Kapitel 2.2 bereits vorgestellt. Es handelt sich um eine Ärztin, die unter starkem Ekelerleben vor Krankenhauskeimen und Kontaminationsängsten leidet. Sie verwendet große Anstrengungen darauf, ihre Wohnung sauber zu halten und kann nur noch mit starken Einschränkungen ihrer Arbeit als Ärztin nachgehen.

In der Therapie wurde schnell herausgearbeitet, dass sie vor allem Angst habe, ihre Kinder mit Krankenhauskeimen anzustecken. Im Rahmen der Expositionstherapie mit Reaktionsverhinderung wurden graduelle In-vivo-Expositionsübungen durchgeführt, wobei die Patientin in mehreren Übungen auf das exzessive Duschen verzichtete und somit die Wohnung „kontaminierte". Die Patientin erlebte, nach zunächst starker Anspannung, eine deutliche Reduktion in ihren Ängsten, und die Befürchtung, dass sie die Kinder anstecken könnte, trat deutlich in den Hintergrund. Allerdings berichtete sie weiterhin von einem diffusen unangenehmen Gefühl, das ihre erlebte Erwartungsverletzung minderte, das sie aber nicht benennen konnte.

Ekel sollte gezielt exploriert werden (z.B. mithilfe des ABC-Modells)

Insbesondere bei der Vorbereitung der Expositionen bei Zwangsstörungen, spezifischen Phobien und PTBS ist es demnach besonders wichtig, explizit

Ekelerleben zu explorieren. Hierbei kann es hilfreich sein, das ABC-Modell der Gefühle zu wählen, was auf den Psychologen Albert Ellis zurückgeht. Dieses Modell hat den großen Vorteil, dass es auf einer neutralen Gefühlsbeschreibung fußt und dann aus der konkreten Verhaltensbeobachtung die Benennung der Gefühle ableitet.

Das Modell nimmt an, dass der Bewertung der Situation A erstmal die Wahrnehmung der Situation vorausgeht. Deswegen wird der Patient oder die Patientin zunächst dazu angeleitet, die Realität möglichst genau wiederzugeben. Wie bei einem Foto, das zusätzlich mit allen sensorischen Informationen ergänzt wird, soll der Patient oder die Patientin die Situation beschreiben.

Für Therapeut:innen ist es auch hier in besonderem Maße wichtig, die Charakter- und Erlebenseigenschaften von Ekel im Hinterkopf zu haben (siehe Kapitel 1.3).

Fallbeispiel: Frau K. (Forts.) – Identifikation von Ekel anhand des ABC-Modells der Gefühle

A.: Die objektive sachliche Beschreibung der Ausgangssituation

Th: Können Sie nochmal ganz genau beschreiben, was gerade zu dem Zeitpunkt geschieht, wenn Sie das diffuse Gefühl bei sich entdecken?

Pat.: Ich befinde mich in der Wohnung, im Wohnzimmer und sitze auf der Couch.

B: Die bewussten und unbewussten Gedanken zum Zeitpunkt A

Th.: O.k., sehr gut. Es ist gut, dass Sie die Situation gerade so vorurteilsfrei wie möglich beschrieben haben. Jetzt frage ich Sie, was sehen Sie in dem Moment noch, was vielleicht jemand anders in der Situation nicht sehen würde, sagen wir Ihre Kinder?

Pat.: Ich sehe Dreck und Keime, überall, an den Wänden, auf der Couch, ich sehe sie an meinen Händen.

Th.: Was, glauben Sie, hat das zu bedeuten?

Pat.: Ich werde die Keime nie loswerden.

Th.: Was wäre die Konsequenz für Sie?

Pat.: Ich kann mich nicht frei bewegen. Ich muss wieder duschen. Ich denke vielleicht wieder, dass ich meine Kinder anstecken könnte.

Th.: Und wie wäre das?

Pat.: Schrecklich!

C: Gefühl und Verhalten aufgrund der Bewertung der Situation A.

Th.: Können Sie das Gefühl benennen, was Sie da erleben?

Pat.: Hm, nein, irgendwie nicht.

Th.: Spüren Sie körperliche Begleiterscheinungen?

Pat.: Ein Schauer läuft mir den Rücken runter. Alles zieht sich zusammen.

Th.: Und was tun Sie daraufhin?

Pat.: Nix. Ich fühle mich bewegungsunfähig, wie erstarrt.
Th.: Wenn ich mir Ihre Beschreibung anhöre, ist das eine ziemlich gute Beschreibung der Emotion Ekel. Könnte das sein? Ekeln Sie sich in diesem Moment?
Pat.: Ja genau, das trifft es. Ich ekel mich vor mir und vor der Wohnung. Eigentlich vor allem!

Nachdem der Ekel identifiziert wurde, gibt es jetzt therapeutisch verschiedene Wege fortzufahren. Eine Möglichkeit ist es, den Ekel direkt zu exponieren, die andere Möglichkeit ist, mit Hilfe von spezifischen therapeutischen Strategien den Ekel zu verändern. Beides wird ausführlich in den kommenden Kapiteln beschrieben

Wichtig: Abgrenzung zwischen Kontakt- vs. mentaler Kontamination

Wichtig bei der Identifizierung von Ekel ist die Unterscheidung, ob die Angst vor einer tatsächlichen Kontamination den Ekel bestimmt oder eine mentale Kontamination vorliegt. Unter mentaler Kontamination versteht man das Gefühl, verschmutzt, verdreckt oder infiziert zu sein, ohne dass ein direkter Kontakt mit der Außenwelt vorlag. Mentale Kontamination kann durch Gedanken, Erinnerungen und (mentale) Bilder entstehen. Besonders ist hierbei, dass das Waschen und Säubern oft keinen reduzierenden Effekt auf das Kontaminationsgefühl haben.

3.3 Fragebögen zur Selbstbeurteilung des Ekelerlebens

Fragebögen zur Selbstbeurteilung von Ekelerleben haben den Vorteil, dass diese (meist) validiert sind und damit eine gute Test-Retest-Reliabilität und konvergente Validität aufweisen. Es sollte auf Konfundierungen mit anderen emotionalen Erlebenskonstrukten wie Scham geachtet werden.

Erfassung der Ekelempfindlichkeit mit dem FEE

Fragebogen zur Erfassung der Ekelempfindlichkeit (FEE). Die Ekelempfindlichkeit wird mit dem Fragebogen zur Erfassung der Ekelempfindlichkeit (FEE; Schienle et al., 2002) erhoben. Anhand von 37 Items werden Reaktionen auf fünf verschiedene Ekelbereiche (Tod/Verletzung, mangelnde Hygiene, ungewöhnliche Lebensmittel, verdorbene Lebensmittel sowie körperliche Ausscheidungen) auf einer Skala von 1 bis 5 (1=nicht ekelhaft bis 5=sehr ekelhaft) abgefragt. Der FEE hat eine hohe interne Konsistenz (Cronbachs $\alpha \geq .90$). Den FEE gibt es inzwischen auch in einer Version für Kinder.

Erfassung der Ekelsensitivität mit der SEE

Skala zur Erfassung der Ekelsensitivität (SEE). Die Skala zur Erfassung der Ekelsensitivität (Schienle et al., 2010) erfasst anhand von 7 Items die Neigung, den eigenen Ekel als unangenehm und unkontrollierbar zu erleben. Die Items (z.B. „Ekel zu empfinden, stellt für mich eine Belastung dar") werden auf einer fünfstufigen Likert-Skala (0=gar nicht, 4=trifft völlig zu) eingeschätzt und beziehen sich auf den augenblicklichen Moment. Die SEE hat eine hohe interne Konsistenz (Cronbachs α=.85). Die SEE gibt es auch in einer Version für Kinder (Schienle & Heric, 2014).

Der Ekel-State Fragebogen (ESF-K). Die Kurzversion des Ekel-State-Fragebogen erfasst mithilfe von 15 Items das situative Ekelerleben (Ihme & Mitte, 2009). Die 15 Items werden auf einer vierstufigen Likert-Skala (0=gar nicht, 3=sehr) eingeschätzt und beziehen sich auf den augenblicklichen Moment. Die Fragen umfassen Items zum psychischen Empfinden (z. B. „Ich bin verstört.“), zu Kognitionen (z. B. „Ich möchte nicht an etwas anderes denken.“), zum Verhalten (z. B. „Ich möchte der Situation entfliehen“), und zum psychophysiologischen Erleben (z. B. „Ein starker Brechreiz entsteht.“). Zwei Items sind dabei negativ kodiert. Die State-Eigenschaften korrelierten in der Validierungsstudie moderat mit dem Trait-Ekelerleben.

Der ESF-K erfasst situatives Ekelerleben

Fragebogen zur Erfassung des Selbstekels (FESE). Der Fragebogen zur Erfassung des Selbstekels (Schienle et al., 2014) erfasst die Neigung, die eigenen Verhaltensweisen und persönlichen Eigenschaften als eklig zu erleben. Der Fragebogen umfasst 16 Items, die den Skalen personenbezogener Ekel (z. B. „Die meisten Leute mögen mich nicht besonders“) und verhaltensbezogener Ekel (z. B. „Ich mache Dinge, die ich widerlich finde.“) zugeordnet werden können. Die Items werden auf einer fünfstufigen Likert-Skala (0=trifft nicht zu, 4=trifft völlig zu) beantwortet. Der Fragebogen weist gute bis sehr gute psychometrische Kennwerte auf.

Der FESE erfasst personenbezogenen und verhaltensbezogenen Selbstekel

Looming of Contamination Questionnaire (LOC). Der Looming of Contamination Questionnaire (LOC) ist eine 3-Item-Skala, die den Grad der Kontaminationswahrnehmung eines gefürchteten Objekts misst, das sich auszubreiten, zu nähern und eine schnell wachsende Bedrohung darzustellen scheint. Der LOC hat eine hohe interne Konsistenz (Cronbachs α=.93) und eine ausreichende konvergente Validität (Riskind et al., 1997). Der LOC wurde von Fink-Lamotte et al. (2024) ins Deutsche übersetzt und von den Teilnehmern auf einer Skala von 0 bis 100 % bewertet: (1) Wie langsam oder schnell, haben Sie das Gefühl, könnte sich die erlebte Verunreinigung (Kontamination) in dieser Situation ausbreiten? (langsam – schnell); (2) Inwieweit scheint die erlebte Verunreinigung (Kontamination) Ihnen jeden Moment näherzukommen? (kommt gar nicht näher – kommt deutlich näher); (3) Erscheint für Sie die Geschwindigkeit, mit der sich die erlebte Verunreinigung (Kontamination) ausbreitet, gleichmäßig oder wird sie mit der Zeit immer schneller? (gleichmäßig – immer schneller). Ein Reliabilitätstest ergab, dass die drei Items in der deutschen Version eine hohe interne Konsistenz aufweisen (Cronbachs α=.817).

Der LOC erfasst das mit Ekel verbundene Gefühl einer zunehmenden Verwundbarkeit

Dimensional Obsessive-Compulsive Scale – Subskala Kontaminationszwänge (DOCS-K). Die Dimensional Obsessive-Compulsive Scale (DOCS) ist ein

Die DOCS-K erfasst auch den Schweregrad von Kontaminationserleben

Instrument zur dimensionalen Bewertung des Schweregrads der Zwangsstörung. Das Selbstauskunftsinstrument besteht aus 20 Items, die vier Subtypen der Zwangsstörung abfragen (Kontamination, Verantwortung, inakzeptable Gedanken sowie Symmetrie). Für jeden Subtyp werden Zeitbedarf, Vermeidung, Belastung, Beeinträchtigung und Widerstand auf einer 5-Punkte-Skala („überhaupt nicht" bis „extrem") abgefragt. Die deutsche Version zeigte eine hohe interne Konsistenz (Cronbach's $\alpha \geq .90$) und eine hohe Test-Retest-Reliabilität. Ebenso wurde die DOCS auf Konstruktvalidität und diagnostische Genauigkeit „zufriedenstellend" getestet; die Kriteriumsvalidität war dagegen nur bedingt zufriedenstellend (Fink-Lamotte, Jahn et al., 2021). Zum Screening von pathologischem Kontaminationserleben bietet sich die Subskala DOCS-Kontamination an.

Situatives Ekelerleben kann mit der EVS-E erfasst werden

Die empirische Valenzskala des Ekelerlebens (EVS-E). Die von Lishner et al. (2008) entwickelte empirische Valenzskala ist eine visuelle Analogskala (z. B. zu der Frage: „Wie hoch schätzen Sie Ihr Ekelerleben gerade ein?"), die an empirisch bestimmten Stellen der Analogskala (z. B. beim Wert 24) verbale Beschreibungen (z. B. das Wort „geringfügig") anzeigt (überhaupt nicht [0], kaum [7], leicht [12], geringfügig [24], mäßig [38], stark [70], extrem [85] und am stärksten [100]). Die Skala ist darauf ausgelegt, Bodeneffekte für subtile Antworten und Deckeneffekte bei intensiven Antworten zu berücksichtigen. Die Skala bietet sich im hohen Maße an, um situatives Ekelerleben zu erfassen. Bisher fehlt aber eine deutschsprachige Überprüfung der verbalen Anker auf der Analogskala.

Der PEFB ermöglicht eine qualitative Erfassung von Ekelerleben

Der psychodynamische Pilot-Ekelfragebogen (PEFB). Der psychodynamische Pilot-Ekelfragebogen (Vogt, 2010) besteht aus 12 Items, wovon die meisten Antworten qualitativ erhoben werden und dann mithilfe eines Kodierschemas ausgewertet werden. Der Fragebogen erfragt das persönliche Verständnis von Ekel, persönliche Ekelerfahrungen, vergessene bzw. präsente Ekelerlebnisse, Kombination des Ekels mit anderen Syndromen, persönlicher Umgang mit Ekel und Ekel gegenüber den Behandler:innen. Daneben fragt der Fragebogen auf einer siebenstufigen Likertskala ab, ob das Emotionserleben psychisch oder physisch bedingt/fixiert ist und ob die Gefühle durch Willensanstrengung veränderbar sind (−3 = gar nicht, +3 = relativ gut).

MFE erfasst ekelbezogene Mechanismen bei der Entstehung von psychischen Störungen

Mechanistischer Fragebogen des Ekelerlebens (MFE)[1]. Im Kapitel 2 wurden die verschiedenen angenommenen Mechanismen von Ekel bei der Entstehung und Aufrechterhaltung von Psychopathologien vorgestellt. Trotz zahlreicher Fragebögen zur Erfassung von Ekelerleben fehlt es bisher an geeigneten Messinstrumenten, um diese angenommenen potenziellen Mechanismen zu differenzieren. Die Autor:innen dieses Buches erarbeiten daher derzeit einen Fragebogen, der diese vier Mechanismen auch im Selbstrating operationalisieren soll. Nach faktorenanalytischer Untersuchung zeigen sich vier Skalen:

1 Der Fragebogen sowie Updates zur Entwicklung sind verfügbar unter: https://osf.io/eh2vj/

(1) Objektbezogene Skala (z. B. „Ich muss würgen“), (2) auf das Selbst bezogene Skala (z. B. „Ich bin von meiner Reaktion angewidert“), (3) auf die Norm bezogene Skala (z. B. „Ich vermeide die Person, die ich mit meinem Ekelerleben assoziiere“) und (4) prozessbezogene Skala (z. B. „Ich denke, ähnliche Objekte könnten auch ansteckend sein“).

3.4 Differenzialdiagnostische Verfahren für ekelbezogene Störungen

Da es eine Vielzahl von psychischen Störungen gibt, bei denen Ekel ein wichtiger auslösender und aufrechterhaltender Faktor ist, sollte bei prominentem Ekelerleben eine differenzierte Differenzialdiagnostik erfolgen. Hierbei lässt sich eine reliable Klassifikation im Rahmen eines strukturierten Interviews durchführen. Mit Blick auf die ICD-10 kann dabei das kostenfrei verfügbare Diagnostische Interview bei psychischen Störungen (DIPS; Margraf et al., 2021) verwendet werden.

3.5 Verlaufsdiagnostik der Rigidität des Ekelerlebens (Ansteckungskettenaufgabe)

Ansteckungskettenaufgabe ermöglicht Erfassung kognitiver Verzerrungen

Im Verlauf der Therapie ist es wichtig und hilfreich zu überprüfen, ob die therapeutischen Strategien rigide Überzeugungsmuster als zugrunde liegende Prozesse des Ekelerlebens verändern. Hierzu gehören insbesondere die *Gesetze der sympathetischen Magie* (siehe Kapitel 1.4.3). Um zu überprüfen, inwiefern das *Gesetz der Ansteckung* als rigides Überzeugungsmuster die Gewöhnungsprozesse hemmt, bietet es sich an, diesbezügliche Überzeugungen im Verlauf der Therapie in größeren Abständen zu erfassen. Hierfür gibt es bereits seit 2004 die Ansteckungskettenaufgabe (Chain of Contagion Task, Tolin et al., 2004), die aber bisher wegen der komplizierten Umsetzung kaum eingesetzt wurde. Seit neuestem gibt es eine gut validierte und für das therapeutische Setting einfach handhabbare Version der Ansteckungskettenaufgabe, die nachfolgend vorgestellt wird (Fink-Lamotte et al., 2024, vgl. auch die Karte „Anleitung zum Vorgehen bei der Ansteckungskettenaufgabe“ am Ende des Buches).

Anleitung zum Vorgehen bei der Ansteckungskettenaufgabe

Schritt 1: Definieren einer Ekel-/Verunreinigungssituation und erste Einschätzung (p0)

Schließen Sie die Augen und versuchen Sie, die folgende Imaginationsübung durchzuführen. Stellen Sie sich den Gegenstand vor, den Sie für stark kontaminiert halten. Denken Sie an einen Gegenstand, den Sie nicht anfassen würden, weil Sie befürchten, sich zu verschmutzen. Stellen Sie sich diesen Gegenstand nun so genau wie möglich vor. Wie sieht er aus? Wie riecht er? Wie würde er sich anfühlen? Lassen Sie nun das Bild verblassen und öffnen Sie Ihre Augen wieder.

Schritt 2. Bewertung von Ekel und Verunreinigung

a) Wie kontaminiert/eklig ist das Objekt auf einer Skala von 0 = „überhaupt nicht" bis 100 = „sehr"?
b) Würden Sie das Objekt anfassen wollen (1 = „ja"; 0 = „nein")?
c) Wie unangenehm würde es sich anfühlen, wenn Sie es berühren müssten (0 = „gar nicht" bis 100 = „sehr")?

Schritt 3. Ansteckungskettenaufgabe: Bleistift Nr. 1 berührt Objekt (p1)

Schließen Sie nun für einen Moment die Augen und konzentrieren Sie sich ganz auf sich selbst. (....) Lenken Sie Ihre Aufmerksamkeit von der Außenwelt auf Ihr eigenes inneres Geschehen. (...) Stellen Sie sich nun das Objekt vor, das Sie gerade visualisiert haben. (...) Stellen Sie sich einen neuen, sauberen Bleistift vor und wie dieser Bleistift mit dem Objekt in Kontakt kommt. (...) Stellen Sie sich ganz klar vor, dass der Bleistift und das Objekt sich an allen Stellen berühren und nicht nur berühren (...), sondern dass der Bleistift mit dem Objekt vollständig in Kontakt gekommen ist. Und dann kehren Sie mit Ihrer Aufmerksamkeit in den Raum zurück, öffnen langsam wieder die Augen.

Schritt 4. Bewertung des Ekels und der Kontamination

a) Wie kontaminiert/eklig ist der Bleistift Nr. 1 auf einer Skala von 0 = „überhaupt nicht" bis 100 = „sehr"?
b) Würden Sie den Bleistift anfassen wollen (1 = „ja"; 0 = „nein")?
c) Wie unangenehm würde es sich anfühlen, wenn Sie ihn berühren müssten (0 = „gar nicht" bis 100 = „sehr")?

Schritt 5. Ansteckungskettenaufgabe: Bleistift Nr. 2 berührt Bleistift Nr. 1 (p2)

Schließen Sie die Augen und versuchen Sie, sich auf die nächste Vorstellungsübung einzulassen. Holen Sie sich das Bild des Bleistifts, den Sie gerade bewertet haben, wieder ins Gedächtnis. Betrachten Sie den Bleistift einen kurzen Moment lang sehr genau. Stellen Sie sich nun vor, dass jemand einen anderen Bleistift aus der Verpackung nimmt und ihn von allen Seiten mit dem soeben bewerteten Bleistift berührt. Stellen Sie sich den Vorgang des Berührens ganz genau vor. Jeder Teil des alten Bleistifts berührt den neuen. Und nun verblasst das Bild des alten Bleistifts und Sie sehen nur noch den neuen Bleistift. Wie genau sieht der Bleistift aus? Wie fühlt sich der Bleistift an? Wie riecht er? Auch dieses Bild verblasst vor Ihrem geistigen Auge. Bitte öffnen Sie die Augen wieder.

Schritt 6. Bewertung des Ekels und der Kontamination

a) Wie kontaminiert/eklig ist Bleistift Nr. 2 auf einer Skala von 0 = „überhaupt nicht" bis 100 = „sehr"?

b) Würden Sie den Bleistift anfassen wollen? (1 = „ja"; 0 = „nein")?
c) Wie unangenehm würde es sich anfühlen, wenn Sie ihn anfassen müssten (0 = „gar nicht" bis 100 = „sehr")?

Weitere Schritte:
Wiederholen Sie die Schritte 5 und 6, bis Sie den Bleistift Nr. 12 erreicht haben oder dreimal hintereinander eine Kontaminationsbewertung von 0 abgegeben haben.

Auswertung: Nach den Ergebnissen der Studien von Fink-Lamotte et al. (2024) können wir folgende Schlussfolgerungen für *Patient:innen mit Waschzwängen* ziehen:

- Im Durchschnitt bewerteten sie die Verunreinigung der Bleistifte nicht unter 50 (auch nicht für Bleistift Nr. 12).
- 66 % zeigten keine 75 %-ige Verringerung des Ekels (Willkürlich gewählte Schwelle zur Definition von einer erfolgreichen Veränderung des Gesetzes der Ansteckung).

Wenn also die Antworten der Patient:innen ein solches Muster aufweisen, kann von einer starken Überzeugung vom *Gesetz der Ansteckung* und einem starren (pathologischen) Kontaminationsmuster ausgegangen werden.

Auf der anderen Seite zeigten die beiden Kontrollgruppen, bestehend aus Menschen mit diagnostizierten Angststörungen und Menschen ohne psychische Erkrankung:

- im Durchschnitt einen Wert von weniger als 20 ab Stift Nr. 5.
- Zu >90 % eine 75 %-ige Verringerung des Ekelgefühls.

Wenn die Reaktionen der untersuchten Personen ein solches Muster aufweisen, kann also von einer geringen Überzeugung vom *Gesetz der Ansteckung* und von einem flexiblen Kontaminationsmuster ausgegangen werden.

4 Behandlung

Obwohl die Ekel-Forschung in den letzten Jahren deutlich an Bedeutung gewonnen hat, gibt es bisher relativ wenig Konzepte und Studien zu spezifischen therapeutischen Strategien zur Veränderung von Ekel. Gerade aber aus korrelativen Studien kann mit einer zunehmenden Sicherheit geschlossen werden, dass es sich lohnt, Ekel direkt zu verändern. So haben eine ganze Reihe von Studien gezeigt, dass die Stärke der Ekelneigung den Outcome der Behandlung vorhersagen kann (z. B. Olatunji & Kim, 2024).

Bisher existiert kein allgemein akzeptiertes spezifisches Programm zur Behandlung gesteigerter Ekelgefühle

Im Folgenden können wir zwar kein explizites Programm zur Veränderung von Ekel darstellen, wir versuchen jedoch für die besonderen therapeutischen Anforderungen, die ein erhöhtes Ekelerleben darstellt, spezifische Techniken zu beschreiben. Die Techniken sind theoretisch hergeleitet, auf Basis der Empirie ausgewählt und werden für die praktische Anwendung aufbereitet dargestellt. Soweit vorhanden, berichten wir auch die Evidenz für den Erfolg der Techniken.

4.1 Indikation psychologischer Behandlungsverfahren

Vor der Behandlung: erlebten Ekeltyp bestimmen

Aus unserer klinischen und wissenschaftlichen Erfahrung könnte für die Wahl des Therapieverfahrens die korrekte Identifikation des Ekelerlebens zentral sein (siehe Kapitel 3). Entsprechend wichtig erscheint uns herauszufinden, ob und in welcher Intensität Ekel- oder Kontaminationserleben vorliegt und welche Art von Ekel erlebt wird. Hiernach schlagen wir die folgende (theoriegeleitete, empirisch noch nicht abgesicherte) Indikationstypologie vor (siehe auch Tabelle 4):

Bei Kontakt-Objektekel: Expositions- und kognitive Verfahren nutzen

- Liegt *Objektekel mit Kontaktkontamination* vor, könnten Expositionsverfahren und kognitive Verfahren, wie kognitives Umstrukturieren, indiziert sein. Es empfiehlt sich aber auf jeden Fall, zunächst die Exposition durchzuführen. Sollte allerdings persistierendes Ekel- oder Kontaminationserleben die Expositionsergebnisse verschlechtern, ist es äußerst hilfreich, mit kognitiven Techniken das Ekelerleben gezielt zu hinterfragen und zu verändern. Dieses Vorgehen scheint aus unserer Sicht indiziert für spezifische Phobien (Spinnen oder Schlangen, Erbrechen), Blut- und Spritzenphobien und die Zwangsstörung. Die kognitiven Verfahren scheinen indiziert bei Essstörungen.

Bei mentalem Objektekel: imaginative Verfahren einsetzen

- Liegt *Objektekel mit mentaler Kontamination* vor, könnten imaginative Verfahren, wie imaginatives Umschreiben und kognitives Umstrukturieren und imaginatives Modifizieren (Cognitive Restructuring and Imagery Modification, CRIM), indiziert sein. Auch hier gilt zunächst das oben genannte Vorgehen. Zunächst sollte versucht werden, das Ekel- und Kontaminationserleben mit Expositionen zu verändern. Wenn dies nicht die gewünschten Ergebnisse liefert, scheinen bei mentalem Kontaminationserleben Imaginationsverfahren hilfreich. Dieses Vorgehen ist unser Meinung nach indiziert für die posttraumatische Belastungsstörung, die Zwangsstörung und Essstörungen.

Bei Selbstekel: mitgefühlsbasierte Verfahren einsetzen

- Liegt *Selbstekel* vor, können mitgefühlsbasierte Verfahren indiziert sein. Dieses Vorgehen ist unserer Meinung nach indiziert beim Vorliegen von Essstörungen, Borderline-Persönlichkeitsstörungen, Depression und Hautkrankheiten.

- Liegt *Übelkeit* vor, können therapeutische Techniken aus dem Spektrum der Mind-Body-Therapiemethoden hilfreich sein.

Bei Übelkeit: Mind-Body-Therapiemethoden hilfreich

Merke

Eine mentale Kontamination liegt vor, wenn das Gefühl von Ekel oder Anspannung ohne einen direkten Kontakt entsteht. Dabei reicht allein der Anblick von oder die Erinnerung an Menschen oder Objekte, die als unrein, infektiös, gefährlich, schmutzig oder abstoßend bewertet werden, um das Gefühl hervorzurufen.

Tabelle 4: Mögliche Indikation von therapeutischen Verfahren je nach zugrunde liegender Erkrankung

Ekelquelle	Ekelauslösung	Empfohlene therapeutische Technik	Störungsbilder
Objektekel	Kontakt-Kontamination	Expositionsverfahren Kognitive Verfahren	Spezifische Phobien (Spinnen, Schlangen. Erbrechen), Blut- und Spritzenphobie, Zwangsstörung, Essstörungen
	Mentale Kontamination	Imaginative Verfahren	Posttraumatische Belastungsstörung, Zwangsstörung, Essstörungen
Selbstekel		Mitgefühlsbasierte Verfahren	Hauterkrankungen, Essstörungen, Borderline-Persönlichkeitsstörung, Depression, Sexuelle Dysfunktionsstörungen

Natürlich können auch andere Verfahren für die einzelnen Ekeltypen hilfreich sein, weswegen wir empfehlen würden, die vorgestellten Indikationen eher als Startpunkt zu sehen. Wichtig erscheint uns hier festzuhalten, dass es bisher eine Forschungslücke gibt und in Zukunft besser untersucht werden sollte, welcher Ekeltyp wie behandelt werden sollte.

Evidenz für eine differenzielle Ekelbehandlung je nach Typ fehlt noch weitgehend

4.2 Darstellung psychologischer Behandlungsverfahren

4.2.1 Expositionsverfahren

Expositionstechniken stellen den Gold-Standard zur Behandlung aversiver Gefühle dar

Expositionsverfahren (lat. Exponere = „sich aussetzen, preisgeben") sind für viele psychische Erkrankungen, die mit intensiven negativen Gefühlen einhergehen, die durch Objekte oder Situationen ausgelöst werden, der Gold-Standard in der Behandlung. So finden sich inzwischen in den S3-Leitlinien zu verschiedenen ekelassoziierten Störungsbildern explizite Empfehlungen für die Durchführung von Expositionsverfahren, wie z. B. bei spezifischen Phobien (AWMF, 2021) und bei Zwangsstörungen (AWMF, 2022).

Merke: Blut-Spritzen-Phobie

Für die Blut-Spritzen-Phobie (siehe auch Schienle & Leutgeb, 2012) liegt mit dem Vorgehen der angewandten Anspannung ein Sonderfall vor. Dies ist eine psychotherapeutische Methode, die von Lars-Göran Öst beschrieben wurde. Hierbei wird zunächst gelernt, durch Muskelanspannung den Blutdruck stabil zu halten und somit einer Ohnmacht vorzubeugen. Erst wenn dies gut funktioniert, wird eine Expositionsübung durchgeführt und die Technik der angewandten Entspannung situativ eingesetzt.

Gefürchtete negative Emotionen sollen hervorgerufen und nicht vermieden werden

Zentrales Prinzip der Exposition ist, sich einem gefürchteten Gedanken oder Ereignis bewusst auszusetzen und ihn nicht (wie bisher) zu vermeiden. Im Rahmen der Psychotherapie findet die Expositionsübung dabei selbstbestimmt und in einem sicheren Rahmen statt. Bestandteil der klassischen Exposition ist bei starkem Vermeidungsverhalten auch die Reaktionsverhinderung. Hierbei wird zusätzlich im Rahmen der Übung darauf geachtet, dass das Vermeidungsverhalten nicht durchgeführt wird, auch nicht nach der Exposition. Dies betrifft nur das (operante) kognitive und motorische Vermeidungsverhalten, während die (respondenten) körperlichen, emotionalen und kognitiven Angstreaktionen voll erlebt werden sollen. Patient:innen, die sich ihren Angstsituationen stellen, erleben oft, dass sich diese nach einer gewissen Zeit abschwächen und verschwinden. Die Fertigkeit, die Angst aushalten zu können, ohne zu vermeiden, heißt Reaktionsmanagement und das Erlernen dieser Fertigkeit – nicht die Angstfreiheit – ist das eigentliche Ziel der Expositionsübung (Gall-Peters & Zarbock, 2012).

Ekelempfinden unterliegt einer verlangsamten Habituation

Dementsprechend ist die Idee, dass man sich nach einer gewissen Zeit auch an Ekel gewöhnen kann und dass das starke Ekel- und Kontaminationserleben verschwindet, naheliegend. Allerdings zeigen immer mehr Studien, dass Ekel langsamer zu habituieren scheint und auch schwerer zu verlernen ist als Angst (Olatunji et al., 2007).

Hierfür werden verschiedene Erklärungshypothesen derzeit empirisch überprüft:

- Wie einleitend dargestellt (siehe Kapitel 1.4.1), wird Ekel eher durch evaluative Konditionierung gelernt, was auf referenziellem Lernen fußt und damit schlechter durch klassische (und operante) Expositionsverfahren veränderbar ist. Im Gegensatz dazu wird Angst stärker durch Pavlovsches Konditionieren und Signallernen erworben. In diesem Sinne müsste ein Expositionsvorgehen, das auf Gegenkonditionierung basiert, erfolgreicher sein. Allerdings sind die empirischen Befunde zu diesem Vorgehen derart durchwachsen, dass es aktuell nicht empfohlen werden kann. Hier ist zunächst mehr Forschung notwendig.

Ekel wird vorrangig durch evaluative Konditionierung erlernt

- Eine weitere Idee wäre, dass die „Ekel-Struktur" (im Sinne von Foa & Kozak, 1986 „Emotional Processing Theory") aktiviert werden muss, um eine effiziente Ekel-Gewöhnung zu erreichen. Studien, die diese Theorie bisher getestet haben, konnten jedoch keine verbesserten Ergebnisse erzielen.

Laut Emotionaler Prozesstheorie ist Aktivierung der Ekel-Struktur zum Neulernen erforderlich

Ein vielversprechenderer Ansatz könnte darin bestehen, Ekel im Rahmen der Exposition direkt zu adressieren. Die ekelspezifische Ausrichtung von Psychoedukation und Expositionsübungen scheint möglicherweise effektiver zu sein als rein angstbezogene Inhalte und Übungen. Die Ausrichtung auf Ekel, anstatt nur auf Angst und Furcht, könnte daher die Effektivität der Expositionstherapie verbessern (siehe auch die Karte „Besonderheiten bei der Exposition" am Ende des Buches).

Direktes Einbeziehen von Ekel ist therapeutisch effektiver

Ein solches Vorgehen würde auch andere mögliche Erklärungen für das resistentere Ekelerleben ansprechen.

- Erstens wird angenommen, dass es vergleichsweise schwierig ist, kontaminationsbezogene Eigenschaften zu widerlegen (i. S. der Erwartungsverletzung), weil es sich bei der Bedrohung um pathogene Reize handelt. Diese können von unseren Sinnen nicht direkt erkannt werden und darauf bezogene sympathetisch magische Überzeugungen (z. B. das *Gesetz der Ansteckung*, siehe Kapitel 1.4.3) sind schwerer überprüfbar. Dementsprechend berichten Patienten, dass sie zwar rational wissen, dass sie nicht mehr kontaminiert sind, sich aber dennoch kontaminiert fühlen und sich ekeln (z. B. „Ich werde für immer verschmutzt sein!"). Folglich muss eine Intervention, die auf die Verringerung des Ekels und der damit verbundenen Prozesse abzielt, das *Gesetz der Ansteckung* „durchbrechen", und es ist denkbar (aber nicht systematisch untersucht worden), dass dies durch klassische Exposition nicht ausreichend erreicht wird.

Ekelbezogene Überzeugungen sind schwer zu widerlegen

Ekelbezogene Expositionstechniken müssen das „Gesetz der Ansteckung" durchbrechen

- Zweitens kann die Hypothese aufgestellt werden, dass eine verzerrte, oberflächliche Verarbeitung zu einer schlechteren Verankerung der Lernerfahrung im Gedächtnis führt, welche dann schwerer veränderbar ist (siehe Kapitel 1.4.3).

Oberflächliche Verarbeitung von Ekelreizen führt zu schlechterer Verankerung von Lernerfahrungen

Parasympathische Habituation ist weniger direkt erlebbar

- Drittens ist eine Habituation, basierend auf einer ekelspezifischen, parasympathischen Aktivierung (siehe Kapitel 1.3.3), deutlich weniger direkt erlebbar, im Vergleich zu einer angstbasierten sympathischen Habituation.
- Viertens sollte dem besonders „konservativen" Krankheitsvermeidungssystem auch während der Exposition Rechnung getragen werden, indem dafür mehr Zeit und mehr Durchgänge eingeplant werden.

Auf diesen theoretischen Vorüberlegungen aufbauend, werden im Folgenden zwei ekelspezifische Vorgehen der Exposition (Gallagher, 2023; Wickenhauser, 2022) dargestellt (die empirischen Befunde finden sich im Kapitel 4.3). Um die praktische Anwendbarkeit zu erhöhen, wird das Vorgehen am Beispiel von Frau M. veranschaulicht.

Fallbeispiel: Frau M. (Regenwürmer)

Frau M. leidet seit Jahren unter einem ausgeprägten Ekel vor Regenwürmern, verbunden mit Befürchtungen und ausgeprägten Vermeidungsverhalten (z. B. von Orten im Freien).

Erster Schritt: Indikationsstellung Exposition

Expositionsübungen sollten direkten Bezug zu Ekel haben

Wenn Ekel als negative Emotion im Vordergrund steht und als dominant erlebte wird, eignet sich nach unserer Erfahrung *für einige* Ekeltypen (siehe Tabelle 4 in Kapitel 4.1) ebenfalls ein klassisches Expositionsvorgehen, vor allem dann, wenn es sich explizit auf den ekelauslösenden Reiz bezieht (zur Veränderung der Habituation siehe Foa & Kozak, 1986; zur Veränderung der Erwartungsverletzung siehe Craske et al., 2014).

Kontraindikationen sollten vor den Expositionsübungen abgeklärt werden

Zunächst sollte abgeklärt werden, ob es Kontraindikationen für die Durchführung der Expositionsübung gibt. Hierbei ist zu beachten, dass es bei der Exposition zu einem starken Erregungsanstieg und Belastungserleben kommen kann. Dementsprechend sollten organische Erkrankungen, wie ausgeprägter Bluthochdruck, Herzinfarkte in der Vorgeschichte oder sonstige deutlich herabgesetzte psychische Belastungsgrenzen berücksichtigt werden. Diese gelten als relative Kontraindikation. Dies gilt auch für wenig vertrauensvolle und konfliktreiche Therapiebeziehungen, da eine vertrauensvolle Beziehung essenziell für die Konfrontation und mögliche damit einhergehende Erregungszustände ist (Gall-Peters & Zarbock, 2012).

In ekelspezifischen Expositionsübungen werden sowohl Ekel als auch Angst erlebt

Eine Besonderheit bei einer Exposition mit einem ekelauslösenden Reiz besteht darin, dass eigentlich zwei Emotionen exponiert werden: zum einen der Ekel (bei Frau M. beispielsweise vor dem Regenwurm selbst und der Kontamination), aber natürlich auch immer die Angst und eine damit einhergehende Befürchtung (bei Frau M. die Angst vor dem Kontrollverlust). Oft wird bei der Exposition der Fokus alleine auf die Angst gelegt, und das Ekel- und Kontaminationserleben entweder nicht erfragt oder nicht erfasst. Da sich aber

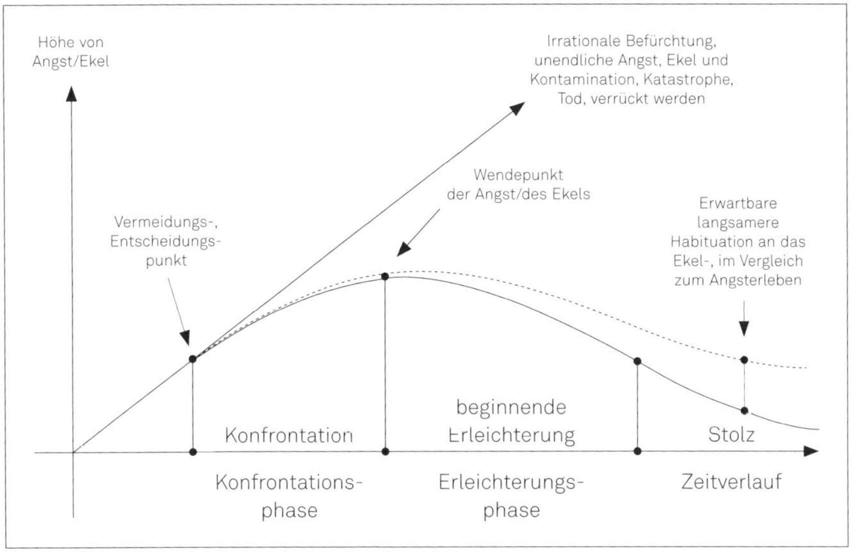

Abbildung 4: Expositions-Angst-Ekel-Kurve (adaptiert nach Zarbock, 2017)

oftmals zeigt, dass zwar das Angsterleben über die Zeit während der Exposition nachlässt, das Ekelerleben aber deutlich langsamer habituiert, könnte das Ignorieren des Ekels unnötigerweise zu unbefriedigenden Therapieverläufen führen. Wie Ekelerleben gut identifiziert werden kann, haben wir im Kapitel 3 erläutert.

Zweiter Schritt: Psychoedukation

Spezifische Psychoedukation zu Ekel vor den Expositionsübungen

Eine gute Psychoedukation sollte Kernbestandteil einer Expositionsübung sein und nicht unterschätzt werden. Im Sinne des Vorgehens von Wickenhauser (2022) ist dabei die Psychoedukation über Ekel ein zentraler Baustein (siehe folgendes Beispiel). Daneben sollten die Betroffenen gründlich lernen, warum eine Konfrontation hilfreich ist, sie sollten auch die Notwendigkeit der Veränderung individuell als überzeugend erleben. Mit dem Ziel einer maximalen Erwartungsverletzung würde man das Nachlassen des emotionalen Erlebens weniger explizit in Aussicht stellen als nach dem Gewöhnungsrational, vielmehr würde man es als „Hypothese" betrachten, die es zu prüfen gilt (Craske et al., 2014). Beispielhaft ist der Ablauf einer Psychoedukation im folgenden Dialog dargestellt, der sich auf Abbildung 4 bezieht.

Fallbeispiel: Frau M. (Forts.) – Psychoedukation

Th.: Zuerst möchte ich Ihnen einige Informationen zum Ekelerleben geben. Häufig erleben Personen mit starker Ekelneigung, wenn sie mit bestimmten Gegenständen konfrontiert werden oder sich in bestimmten Situationen befinden, Gedanken, Bilder oder Impulse bezüglich einer möglichen Ansteckung oder Verschmutzungsideen. Diese Gedanken gehen wiederum oft mit unerwünschten Gefühlen von starkem Ekel und Abscheu einher. Es kann sein, dass man sich angewidert fühlt und einen starken Drang verspürt, sich von dem Gegenstand oder aus der Situation zu entfernen, auch um zum Beispiel eine Krankheit zu vermeiden. Möglicherweise fühlt es sich an, als würde der Herzschlag langsamer werden, eine Abnahme der Körpertemperatur spürbar sein oder Übelkeit, vermehrtes Schwitzen oder Speichelfluss auftreten. Das ist dann eine Ekelreaktion. Wissen Sie noch, wann Sie sich das letzte Mal stark geekelt haben?

Pat.: Als ich bei meiner Mutter im Garten war und ich zum Fahrradschuppen musste. Es hatte geregnet und kurz vor dem Schuppen habe ich in der Erde einen Regenwurm gesehen. Ich bin wie erstarrt gewesen.

Th.: An welche Empfindungen erinnern Sie sich?

Pat.: Ich habe mein Gesicht zusammengezogen und hatte direkt das Gefühl, ich müsse mich erbrechen. Alles in mir hat sich zusammengezogen. Ich merke es gerade wieder, wenn ich nur daran denke.

Th.: Vielen Dank für die Beschreibung. Lassen Sie uns doch direkt einmal aufzeichnen, was passieren würde, wenn Sie jetzt direkt Kontakt mit dem Regenwurm hätten *[nimmt Stift und weißes Blatt und malt X- und Y-Achse auf]*. Hier sehen Sie auf der Y-Achse die Höhe der Angst und Ihres Ekels und auf der X-Achse den Zeitverlauf. Wie würde sich Ihre Angst und Ihr Ekel jetzt nach dem Kontakt mit einem echten Regenwurm entwickeln?

Pat.: Na ja, die Gefühle steigen an, das kenn ich. Ich werde dann für immer verschmutzt sein. Wahrscheinlich unendlich, kaum auszuhalten, das endet dann entweder, indem ich tot umfalle oder verrückt werde.

Th.: Sehr gut, danke, dass Sie das so klar äußern. Das male ich mal ein und schreibe das entsprechend dazu. Allerdings ist es vermutlich eher so, dass unser Körper sehr, sehr viel Angst und Ekel gut aushalten kann. Die Gefühle sind ja in erster Linie dafür da, uns zu schützen. Ekel ist zum Beispiel Teil unseres Krankheitsvermeidungssystems (Verhaltensimmunsystems, siehe Kapitel 1.3.2) und schützt uns vor Krankheiten und Infektionen. Wie bei einer anstrengenden Bergwanderung dürfte es irgendwann wieder bergab gehen *[zeichnet die Kurve ein]*. In der ersten Phase, der Konfrontationsphase, könnte es sein, dass Sie unangenehme Empfindungen, wie Schweißausbrüche, Herzrasen, Erstarren, Übelkeit und sehr unangenehme Gedanken erleben. Das sind aber alles „nur“ Anzeichen ihrer Angst- und Ekelreaktion, also völlig natürlich. Dem müssen Sie sich anvertrauen. Lassen Sie Ihre Angst und Ihren Ekel sich hier ganz bewusst voll austoben, auch wenn ich weiß, wie anstrengend das ist. Ich werde Sie in dieser Phase immer wieder fragen, wie viel Angst und wie viel Ekel Sie gerade fühlen. Wir wollen also die Hypothese überprüfen, ob sich die Gefühle nach einer gewissen Zeit von selbst erschöpfen. Auch wenn das eine ganze Weile dauern kann. Es kann auch sein, dass Ihr Ekelerleben etwas länger noch nachwirkt. Lassen Sie sich davon aber nicht beunruhigen. Falls es immer noch unangenehm ist, haben wir inzwischen einige wirksame Techniken, mit denen wir uns dem Ekel dann nochmal gesondert widmen können. Insgesamt ist das aber eine sehr intensive Erfahrung und es kann sein, dass Sie die Nacht danach erstmal schlecht schlafen. Ihre Seele und Ihr Körper haben hier Schwerstarbeit geleistet, auf die Sie am Ende aber auch stolz sein können.

Dritter Schritt: Motivation aufbauen

Patient:innen erleben häufig starke Ambivalenzen vor Expositionen

Patient:innen sind häufig bezüglich der Bereitschaft, sich einer Exposition zu stellen, ambivalent. Auf der einen Seite stehen die kurzfristigen „positiven Effekte" der Vermeidung, die dabei helfen, das aversive Erleben deutlich zu verändern, die aber langfristig auch störungsaufrechterhaltend sind. Auf der anderen Seite steht der – von den Therapeut:innen in Aussicht gestellte – langfristige Nutzen einer Expositionssitzung. Die Ambivalenz kann langfristig die Bereitschaft reduzieren, da Menschen generell eine Tendenz zur Vermeidung von ambivalenten und negativ-assoziierten Situationen haben. Diese Ambivalenz ist besonders bei pathologischem Ekelerleben hoch. Die Emotion Ekel ist evolutionär noch viel stärker eine Vermeidungsemotion als Angst. Dies liegt auch daran, dass es keine wirklich andere Handlungsoption gibt: Es hilft nicht, vor einem potenziell verschimmelten Essen wegzurennen oder dagegen anzukämpfen. Außerdem geht es um den Schutz unseres Allerheiligsten: unseres Körpers. Ihn gilt es, vor der Aufnahme von potenziell giftigen Stoffen zu schützen. Umso wichtiger ist es gerade bei ekelassoziierten Störungen, die Motivation zur Exposition zu stärken und die Ambivalenz zu verringern.

Merke

Eine höhere Bereitschaft zur Exposition ist mit einer besseren Therapiemotivation und einer verringerten Symptomschwere nach der Behandlung assoziiert (Fink-Lamotte et al., 2020). Es gibt eine Reihe von Studien, die zeigen, dass Strategien der Akzeptanz- und Commitment-Therapie und des Motivational Interviewing (siehe Exkurs) zu einer verbesserten Bereitschaft führen, sich auf die Therapie einzulassen. Beide Ansätze verwenden kognitive Disputationstechniken mit dem Ziel, die Plausibilität und Notwendigkeit der Exposition für den Einzelnen zu verdeutlichen, um so Ambivalenzen abzubauen und die Bereitschaft zur Exposition zu stärken.

Exkurs: Vier Prinzipien des Motivational Interviewing (nach Körkel & Veltrup, 2003)

Prinzip 1: Versetze dich in den Patienten bzw. die Patientin, um seinen bzw. ihren Standpunkt verstehen zu können
Dies gelingt durch respektvolles Zuhören, ohne unbedingt allem zuzustimmen, was die Patient:innen sagen.

Prinzip 2: Entwickle Diskrepanzen
Am hilfreichsten ist es, wenn Patient:innen die Gründe für die Veränderung selbstständig erarbeiten (Change Talk), indem sie
1. über Nachteile des Verhaltens sprechen (z. B. „Ich kann derzeit keine Räume betreten."),
2. über Vorteile der Verhaltensänderung sprechen (z. B. „Ich kann endlich wieder Einladungen im Garten bei Freunden annehmen.", „Ich könnte wieder selbst im Garten etwas machen; das hat mir früher manchmal Freude bereitet."),
3. Optimismus diesbezüglich ausdrücken (z. B. „Ich glaube, ich kann einen normaleren Umgang mit Regenwürmern erreichen."),
4. Änderungsabsicht formulieren (z. B. „Ich muss das jetzt angehen!").

Prinzip 3: Gehe mit dem Widerstand, anstatt dich gegen ihn zu stellen
Gutes Motivational Interviewing ist Teamwork und nie ein Gegeneinander oder ein durch Therapeut:innen gesteuertes autoritäres Vorgehen.

Prinzip 4: Stärke die Veränderungszuversicht des Patienten bzw. der Patientin
Beispielsweise kann auf frühere Erfolge bei Verhaltensänderungen oder auf Erfolge anderer Personen hingewiesen werden.

Handlungskompetenz stärken

Hoffmann und Hofmann (2012) schreiben, dass in der Vorbereitung der Exposition die Stärkung der eigenen Handlungskompetenzen im gegenwärtigen Moment wesentlich für den Erfolg der Therapie ist. Dementsprechend können psychoedukative Elemente mit einem starken Fokus auf selbstbezogener Plausibilität und Notwendigkeit („Ich weiß, warum das gut für mich ist!") sowie Strategien zur Stärkung der Selbstkontrolle und Handlungskompetenzen („Ich kann das, weil ich es will") einbezogen werden. In einer Studie (Fink-Lamotte et al., 2020) haben wir Psychoedukation mit der Stärkung von Selbstkontrolle und Handlungskompetenz verknüpft und deren Effekt in einem Expositionsparadigma getestet. Wir konnten zeigen, dass eine höhere Bereitschaft zur Exposition signifikant mit einer stärkeren Reduktion im Ekelerleben assoziiert war. Nachfolgend wird das Vorgehen dargestellt.

Vorgehen zur Verbesserung der Expositionsmotivation – Konfrontation mit dem Regenwurm

Psychoedukation

Th.: Stellen Sie sich vor, Sie müssten sich *mit dem Regenwurm* konfrontieren. Ich lese Ihnen jetzt verschiedene Aussagen zur Konfrontation mit ekligen Dingen vor. Wie sehr finden Sie, dass die jeweilige Aussage *auf Sie* zutrifft? Eine 1 bedeutet „es trifft gar nicht auf mich zu", eine 10 bedeutet „es trifft sehr auf mich zu":

1. Viele Menschen machen die Erfahrung, dass ihre Angst nachlässt, wenn sie sich längere Zeit mit *dem Regenwurm (ekliger Reiz)* konfrontieren. *[Angst-Habituation]*
2. Viele Menschen machen die Erfahrung, dass ihr Ekelerleben nachlässt, wenn sie sich längere Zeit mit *dem Regenwurm* konfrontieren. *[Ekel-Habituation]*
3. Viele Menschen berichten, dass sie nach der Konfrontation mit einem *Regenwurm* weniger Probleme damit haben, in Situationen zu bleiben, in denen auch ein Regenwurm ist. *[Vermeidungsverhalten 1]*
4. Viele Menschen berichten, dass sie sich nach der Konfrontation mit einem *Regenwurm* weniger Sorgen darüber machen, in Situationen zu kommen, in denen auch ein *Regenwurm* ist. *[Erwartungsangst]*
5. Viele Menschen machen die Erfahrung, dass ihre Befürchtungen nicht eintreten, wenn Sie sich längere Zeit mit *einem Regenwurm* konfrontieren. *[Erwartungsverletzung]*
6. Viele Menschen machen die Erfahrung, dass, wenn sie *Regenwürmer* vermeiden, ihre Angst und ihr Ekelerleben in Situationen mit *Regenwürmern* über längere Zeit zunehmen. *[Vermeidungsverhalten 2]*

Nachfragen

Th.: Gibt es für Sie noch andere Gründe, weswegen sich Menschen mit ekligen Dingen konfrontieren? *[Wenn ja:]* Welche? Und wie sehr finden Sie, dass diese Aussage *auf Sie* zutrifft? *[1=es trifft gar nicht auf mich zu, 10=es trifft sehr auf mich zu]*

Stärkung des Selbstbezugs

Th.: Jetzt werde ich die Sätze nochmal etwas anders formulieren und möchte von Ihnen wissen, wie sehr Sie den folgenden Aussagen zustimmen. Dabei bedeutet 1 „ich stimme gar nicht zu" und 10 bedeutet „ich stimme dem absolut zu". Finden Sie, dass der jeweilige Satz so für Sie stimmt? Oder würden Sie ihn verändern wollen?

Th.: Ich möchte mich *mit dem Regenwurm* konfrontieren, weil es gut für mich wäre,

1. wenn ich die Erfahrung mache, dass meine Angst vor dem Reiz nachlässt, wenn ich mich längere Zeit *mit dem Regenwurm* konfrontiere.

2. wenn ich die Erfahrung mache, dass mein Ekel vor dem Reiz nachlässt, wenn ich mich längere Zeit *mit dem Regenwurm* konfrontiere.
3. wenn ich weniger Probleme damit hätte, in Situationen zu bleiben, in denen auch *der Regenwurm* ist.
4. wenn ich mir weniger Sorgen darüber mache, in Situationen zu kommen, in denen auch der *Regenwurm* ist.
5. wenn ich die Erfahrung mache, dass meine Befürchtungen nicht zutreffen.
6. wenn meine Angst und mein Ekelerleben in Situationen *mit dem Regenwurm* nicht stärker werden, weil ich solche Situationen vermeide. *[Eventuell um weitere genannte Gründe der Patient:innen ergänzen.]*

Bei gleichen Werten nachfragen

Th.: Welcher Satz ist Ihnen am besten in Erinnerung geblieben? *[Den Satz mit der höchsten Zustimmung auf ein Blatt schreiben.]*

Stärkung der Handlungskompetenz

Th.: Bitte lesen Sie die Aussage, die ich auf das Blatt geschrieben habe, laut und deutlich vor. *[...]* Wie sehr sind Sie davon überzeugt, dass die gerade ausgesprochene Aussage für Sie zutrifft?“ *[1=es trifft gar nicht auf mich zu, 10=es trifft sehr auf mich zu]*

Vierter Schritt: Hierarchie und Expositionsübung

Um die Exposition durchzuführen, ist es zunächst wichtig, dass eine Angst- und Ekelhierarchie erstellt wird. Bei Frau M. könnte die Hierarchie folgendermaßen aussehen:

Fallbeispiel: Frau M. (Forts.) – Angst- und Ekelhierachie

20 % Angst, 80 % Ekel: einen Regenwurm auf einem Foto anschauen

70 % Angst, 70 % Ekel: im selben Raum mit einem Regenwurm sein

80 % Angst, 70 % Ekel: die Stelle berühren, an der der Regenwurm war

90 % Angst, 80 % Ekel: einen Regenwurm auf der Hand haben

Expositionsübungen sollten eine maximale Erwartungsverletzung anstreben

Im Anschluss ist es wichtig, dass die Ausgangssituation so gewählt wird, dass sie ausreichend starke emotionale und physiologische Reaktionen auslöst. Zudem sollte der bzw. die Klient:in sich immer noch zutrauen, die Situation aufzusuchen, und daher Aussicht auf Erfolg bestehen. Häufig wird dazu auf eine mittelschwere Situation zurückgegriffen. Mit dem Ziel einer maximalen Erwartungsverletzung (Craske et al., 2014) sollte dann durch die Hierarchie gesprungen werden, um das Erleben weniger vorhersehbar zu machen und damit in Bezug auf die Erwartungsverletzung eindrücklicher und nachhaltiger zu gestalten.

Eine Expositionsübung kann mit dem Fokus auf Ekel folgendermaßen eingeleitet werden:

> Ich möchte, dass Sie sich erlauben, sich über die mögliche Kontamination und den Ekel Gedanken zu machen, die Sie empfinden könnten, und sich auf das körperliche Erleben des Ekelempfindens zu konzentrieren, das wir zuvor besprochen haben. An welche körperlichen Empfindungen des Ekels erinnern Sie sich? Denken Sie nochmal an das Verlangen, den [Gegenstand] wegzuschieben; ein Gefühl des Abscheus, eine Verlangsamung des Herzschlags, ein Gefühl der Kälte, Übelkeit, Schwitzen und/oder vermehrte Speichelproduktion. Ich werde Sie bitten, Ihre Ekelempfindungen während der Exposition zu beschreiben.

Noch in der Sitzung lohnt es sich auch (1) die Dauer und den genauen Ablauf der Exposition, (2) das Verhalten des bzw. der Therapeut:in und (3) das Verhalten des bzw. der Patient:in (Vermeidungsverhalten) zu besprechen sowie eine Vereinbarung über die konkrete Expositionsübung zu treffen. Auch die Diskussion über weitere Befürchtungen sollte in der vorbereitenden Sitzung stattfinden und nicht während der Expositionsübung, da es sich sonst um Vermeidungsverhalten handeln könnte. Empfehlenswert ist es auch nochmal, die Übungen zum Selbstbezug und zur Handlungskompetenz (siehe Kasten oben) in der letzten Sitzung vor der Exposition zu wiederholen.

Exkurs: „Rubber Hand Illusion“

Der *Rubber Hand Illusion-Effekt* beschreibt einen Effekt, wonach taktile Empfindungen als von einer falschen Hand stammend wahrgenommen werden können. Jalal et al. (2019) streichelten die verborgene echte Hand mit einer sichtbaren falschen Hand. Nach 5 Minuten taktiler Stimulation wurde die Gummihand mit künstlichen Fäkalien kontaminiert, um eine konventionelle Expositionstherapie zu simulieren. Tatsächlich erlebten die Proband:innen (Patient:innen mit Waschzwang) 5 Minuten nach der Kontamination Ekelgefühle. Die Autor:innen gehen davon aus, dass dieser Effekt für die Expositionstherapie genutzt werden kann, z. B. wenn die Bereitschaft, die eigene Hand zu nutzen, noch nicht ausreichend vorhanden ist.

Beschmutztsein und Drang, sich zu waschen, vor und während der Exposition erfragen

Während der Expositionsübung bei einer ekelassoziierten Störung ist es wichtig, dass der bzw. die Therapeut:in (auch) Ekel erfragt. Idealerweise werden neben Ekel und Angst zudem auch der Grad des (inneren) Beschmutztseins und der Drang, sich zu waschen, abgefragt. Diese Angaben sollten Therapeut:innen mit Zeitangaben und Informationen über den Ablauf der Übung protokollieren. Wichtig für den Erfolg der Therapie ist die wiederholte Erfahrung, dass die Angst, die Anspannung und der Ekel nachlassen.

Ein möglicherweise vielversprechender Weg scheint wohl in häufigeren und längeren Expositionen gegenüber ekelerregenden Stimuli zu liegen, um das Ekelerleben nachhaltig zu reduzieren. In diesem Zusammenhang ist es besonders wichtig, Vermeidungs- und Sicherheitsverhalten zu reduzieren, die langfristig die damit verbundenen Ekelreaktionen auf die Stimuli aufrechterhalten.

Beachte

1. Da kognitive Verzerrungen möglicherweise zu einer oberflächlicheren Verarbeitung von Ekelreizen beitragen und Ekelreize deswegen diffuser gespeichert werden, ist es besonders wichtig, die Patient:innen immer wieder darauf hinzuweisen, dass sie ihre Aufmerksamkeit nicht vom Objekt weglenken sollen.
2. Da die Selbsteinschätzung von Ekel schwerfällt, ist es gut, im Vorfeld eine gemeinsame individuelle Definition des Gefühlserlebens festzulegen.
3. Ekel ist einfach zu lernen und schwer zu vergessen, deswegen braucht es längere und häufigere Expositionssitzungen und etwas mehr Geduld, bis die Habituation eintritt.

Im Nachgang an die Expositionsübung werden die Diskrepanzen zu den vorher geäußerten negativen Erwartungen sowie die Erfolge und Hindernisse nachbesprochen und es werden daraus Lehren für die kommenden Expositionsübungen gezogen. Wenn das Rational gut verstanden und verinnerlicht wurde und die Exposition erfolgreich verlaufen ist, können und sollten auch selbstständige Expositionen geplant werden.

Und was ist, wenn die ekelspezifische Exposition nicht funktioniert?

Der „Mastery"-Ansatz beschreibt Gewöhnung an Ekelreize durch alltäglichen Kontakt

Wenn die ekelspezifische Exposition zu keiner Ekelhabituation führt, die Erwartungsverletzung nicht überprüft werden kann oder das Ekelerleben vielleicht sogar verschlimmert wird, kann der „Mastery“ Ansatz von Gallagher (2023) helfen. Die Idee ist recht einfach: Tierärzt:innen (oder auch zu einem gewissen Grad Eltern von Kleinkindern) gewöhnen sich mit der Zeit an Kot: Zunächst ist der Kontakt unangenehm und es werden zahlreiche Sicherheitsmaßnahmen, wie z. B. Handschuhe und häufiges Händewaschen, angewandt. Doch das tägliche Nachgehen der Arbeit führt dazu, dass Tierärzt:innen diese Maßnahmen allmählich verringern. Anfangs waschen sie noch ständig ihre Hände, nach sechs Monaten ist die häufig mit Kot verbundene Arbeit zwar immer noch unangenehm, aber sie sind inzwischen daran gewöhnt. Nach einem Jahr mögen sie Kot immer noch nicht, aber sie gehen gelassener damit um und führen ihre Tätigkeit einfach fort. Es geht nicht darum, sich an Kot zu gewöhnen („Kot ist und bleibt widerlich“), sondern darum, als Tierarzt bzw. Tierärztin zu arbeiten (oder Windeln zu wechseln) und dabei auch in Kontakt mit Kot zu kommen.

Übertragen auf das Vorgehen der klassischen Expositionstherapie würde dies bedeuten, Tierärzt:innen zu instruieren, Hundehaufen in den Händen herumzutragen, bis sie sich daran gewöhnt haben. Einige könnten sich an den Kot gewöhnen, aber auch das würde eine Weile dauern und viele würden sich nie daran gewöhnen. Für einige könnte der Ekel sogar noch größer werden, insbesondere wenn sie weitere Dinge kontaminieren und sich noch stärker von Kontaminationsgefühlen und Ekel bedrängt fühlen. Einige würden bei dieser Übung „durchfallen“ und vielleicht sogar feststellen, dass sie nicht für den Beruf geeignet sind.

Entsprechend kann man festhalten, dass das „klassische“ Expositionsvorgehen für einige Personen funktioniert, während es für andere nicht funktioniert oder die Situation sogar verschlimmert. Diese Personen werden möglicherweise dann als „Non-Responder“ abgetan, obwohl das Problem tatsächlich die Behandlungsmethode selbst sein könnte.

„Mastery“-Ansatz kann Non-Respondern zu mehr Funktionalität verhelfen

Beim „Mastery“-Ansatz geht es also darum, Ekelsituationen zu bewältigen, um seinen Aufgaben nachgehen zu können („master“), auch wenn der Triggerreiz noch lange als sehr eklig empfunden wird. Anders als bei der Durchführung einer Exposition geht es beim „Mastery“-Ansatz darum, die Situation so erträglich zu gestalten, dass es Betroffenen möglich ist, über längere Zeit hinweg in der Situation praktisch zu üben (wie Tierärzt:innen ihren Arbeitsalltag) und so ihre langfristigen Ziele (z. B. wieder häufiger im Shoppingcenter einkaufen zu gehen) zu erreichen. In Tabelle 5 sind die Unterschiede zwischen Exposition und „Mastery“-Ansatz noch einmal gegenübergestellt.

„Mastery“-Ansatz ermöglicht schrittweises Meistern von Ekel-Situationen

Dieser Ansatz weist konzeptuelle Ähnlichkeiten mit den Annahmen der Akzeptanz- und Commitment-Therapie (z. B. Werteorientierung, Fokussierung) auf. Dabei sind vor allem folgende Vorteile des Ansatzes hervorzuheben:

„Mastery“-Ansatz weist Ähnlichkeit mit Annahmen der ACT auf

- Der Fokus liegt darauf, dass sich die Personen wohl genug fühlen, um intensiv zu üben, und nicht darauf, sich an Unbehagen zu gewöhnen.
- Die Patient:innen verlieren nicht die Hoffnung, wenn die Exposition nicht den gewünschten Effekt zeigt.
- Diese Methode beachtet, dass Menschen sich normalerweise an Ekel anpassen (z. B. Handschuhe nutzen, um Hundekot zu entfernen) und sich nicht durch Wiederholungen gezielt an die Emotion gewöhnen (z. B. sich Hundekot häufig und genauer anschauen, damit man diesen auch ohne Handschuhe entfernen kann) – im Vergleich zur Emotion Angst (z. B. wiederholtes Springen vom Sprungturm).

Tabelle 5: Unterschiede zwischen Exposition und Mastery-Ansatz (übersetzt nach Gallagher, 2023)

Exposition	Mastery
Stellen Sie sich Ihren gefürchteten Auslösern frontal.	Verbringen Sie mehr Zeit in Situationen, die Sie trotz des Auslösers meistern wollen.
Kontaminieren Sie alles, damit es kein Entkommen gibt.	Tun Sie alles, was Sie tun müssen, um sich wohlzufühlen. Konzentrieren Sie sich darauf, Ihre Bereitschaft, sich unangenehmen Situationen zu stellen, mit der Zeit zu vergrößern.
Lernen Sie, Belastungen zu tolerieren.	Gestalten Sie die Situation komfortabel genug, um mehr „Wiederholungen" mit der *Situation* (z. B. bei der Arbeit oder in Ihrem Zuhause) als mit dem *Auslöser* (z. B. Kot) zu schaffen.
Die Behandlung konzentriert sich auf die Exposition und auf die Reaktionen gegenüber Auslösern.	Die Behandlung konzentriert sich darauf, dass Sie allmählich besser funktionieren und das tun, was Sie tun möchten.

Fallbeispiel: Frau M. (Forts.) – Mastery

Mit Frau M. wurde besprochen, dass es das Wichtigste wäre, dass sie viel Zeit im Garten verbringt. Für Frau M. war es am angenehmsten, wenn sie Gummistiefel und Handschuhe sowie eine Mütze und eine Regenjacke anhatte. Mit Frau M. wurde besprochen, dass sie sich notieren soll, wieviel Zeit sie so im Garten verbringt, und dass es das Ziel wäre, dass sie, wenn möglich, auch auf die genannten Kleidungsstücke verzichtet. So ließ sie, auch weil es zu warm wurde, nach einer Weile die Mütze weg und dann die Regenjacke. Sie war bereit, nur noch Halbschuhe zu tragen. In der Therapie wurden Situationen besprochen, in denen Frau M. tatsächlich einen Regenwurm sah. Mit der Zeit passte sich Frau M. immer besser an die Tatsache an, dass es im Garten Regenwürmer geben könnte. Dies führte dazu, dass sie deutlich unbefangener und häufiger den Garten nutzen konnte und teilweise sogar nicht mehr an die Regenwürmer dachte.

Probleme und Lösungsansätze bei der Durchführung von Expositionen

Nach unseren Erfahrungen können einige Probleme bei einer Expositionsübung mit Patient:innen, die unter ekelassoziierten Störungen leiden, auftreten. Diese Probleme und mögliche Lösungsansätze haben wir in Tabelle 6 zusammengefasst.

Tabelle 6: Probleme und Lösungsansätze bei der Durchführung von Ekel-Expositionen

Schwierigkeiten	Lösungsansatz
Ekel wird vernachlässigt, der Fokus liegt nur auf Angst.	Es ist entscheidend, dass während der Psychoedukation zur Exposition sowohl das Ekel- als auch das Angsterleben erklärt wird. Während der Exposition sollte auf jeden Fall nach beiden Emotionen gefragt werden.
Ekel kann nicht genau identifiziert werden oder er wird verwechselt.	Im Kapitel 3 wird das diagnostische Vorgehen beschrieben, wie Ekel identifiziert werden kann.
Die Therapeut:innen ignorieren Ekel.	Es ist entscheidend, dass Therapeut:innen bei den entsprechenden Störungsbildern eine Sensibilität gegenüber Ekel entwickeln und das Ekel- und Kontaminationserleben nicht aus dem Blick verlieren.
Ekelerleben habituiert langsamer als Angsterleben.	Wenn das Ekelerleben gut identifiziert, definiert und abgefragt wurde und wenn in der Psychoedukation schon auf differenzielle Effekte aufmerksam gemacht wurde, dürfte dieses Problem mit dem Hinweis auf weiterführende therapeutische Techniken gut zu bewältigen sein. Alternativ könnten mehr Zeit und mehr Wiederholungen hilfreich sein.
Ekel habituiert nicht, es wird keine Erwartungsverletzung berichtet	Vielleicht liegt es daran, dass Menschen sich selten wirklich an Ekel gewöhnen und dass es eher darum gehen sollte, die Situation trotz Ekels zu bewältigen. Hierbei kann der „Mastery"-Ansatz hilfreich sein.
Es fehlen Techniken, Ekel direkt zu verändern.	Lange Zeit gab es tatsächlich wenige therapeutische Techniken, die explizit auf die Veränderung von Ekel- und Kontaminationserleben fokussierten. Dies hat sich inzwischen glücklicherweise verändert. Im Folgenden werden auch noch ergänzende kognitive und imaginative Techniken vorgestellt (vgl. Kapitel 4.2.2 und 4.2.3). Diese Techniken sind gut in Kombination mit dem Mastery-Ansatz einsetzbar, ohne dass man Sorge vor zusätzlicher Vermeidung durch die Techniken haben muss.

4.2.2 Kognitive Techniken

Wie einleitend beschrieben, gibt es Hinweise, dass Ekel kognitiv schwerer zu verändern ist. Eine Ursache dafür könnten die sympathetischen Überzeugungen sein.

Merke

Die magischen Überzeugungen beruhen auf zwei Gesetzen: Zum einen gibt es das *Gesetz der Ansteckung* (Law of contagion), was die Annahme beschreibt, dass Objekte, die mit etwas Ekligem in Kontakt waren, danach auch – für immer – kontaminiert sind. Zum anderen gibt es das *Gesetz der Ähnlichkeit* (Law of similarity), wonach ein Objekt, das einem ekligen Objekt ähnlich ist, ebenfalls kontaminiert ist.

Aufgrund des *Gesetzes der Ansteckung* würden nur die wenigsten Menschen aus einem Glas trinken, in dem zuvor eine sterilisierte Kakerlake war, ohne das Glas sehr ausführlich zu reinigen (Rozin et al., 1986). Aufgrund des *Gesetzes der Ähnlichkeit* wird die leckere Suppe im Zweifel nicht angerührt, wenn sie nach Erbrochenem aussieht.

Beide Gesetze zeigen eindrücklich, dass es gar nicht so einfach ist, hier mit Fakten und logischen Argumenten gegenzuhalten. Rozin und Fallon (1987) argumentieren, dass allein die Einsicht in die Ungefährlichkeit eines ekelauslösenden Stimulus noch nicht auszureichen scheint, um das Ekelerleben zu regulieren. Wahrscheinlich stand deswegen lange die theoretische Annahme im Raum, dass kognitive Techniken gegenüber Ekel wirkungslos seien.

Kognitive Techniken sind zur Reduktion von starken Ekelgefühlen hilfreich

Trotzdem sind nach unserer klinischen Erfahrung und unseren Studienbefunden kognitive Techniken für die Behandlung spezifischer Phobien (Spinnen oder Schlangen, Regenwürmer), Blut- und Spritzenphobien sowie für den Wasch-Subtyp der Zwangsstörung (z.B. Fink et al., 2018) sehr hilfreich. Dies gilt insbesondere dann, wenn es sich um Objektekelreize handelt, Angst vor einer Kontaktkontamination vorliegt oder persistierendes Ekelerleben nach Expositionsübungen berichtet wird.

Ekelspezifisches kognitives Neubewerten

Kognitives Neubewerten reduziert Ekelerleben

Um Ekel mit kognitiven Techniken zu verändern, scheint unserer Erfahrung nach insbesondere das gemeinsame Erarbeiten einer kognitiven Neubewertung des Ekelreizes hilfreich zu sein. Unter kognitivem Neubewerten versteht man, dass die Bewertung einer Situation verändert wird, was zu einer Veränderung des damit verknüpften emotionalen Erlebens führen soll (Gross & Thompson, 2007). Dabei soll eine neue positive Interpretation oder Perspektive auf eine stressauslösende Situation gefunden werden.

Fallbeispiel: Herr S. (Forts.)

Herr S. wurde bereits in Kapitel 2.4 vorgestellt. Er leidet unter einer ausgeprägten Blut- und Spritzenphobie. Im Rahmen der Psychotherapie wurde mithilfe der angewandten Anspannung die Angst, in Ohnmacht zu fallen, erfolgreich behandelt. Allerdings ekelt sich der Patient immer noch extrem vor Blut, was zu auffälligem interaktionellem Verhalten und Vermeidungsverhalten führt und mit starkem Grübeln verbunden ist.

Aufgrund der Hinweise, dass Ekel kognitiv schwerer zugänglich ist, haben wir die Strategie kognitiver Neubewertung in unseren Studien präziser auf die Charakteristika von Ekel angepasst (Fink et al., 2018). Dabei wurden die kognitiven Techniken mit Bezug auf die magischen Überzeugungen ausgewählt:

1. Die beiden angenommenen Gesetze motivieren zu starkem Vermeidungsverhalten. Sie fungieren somit als Kontrollmechanismus, um die evolutionäre Funktionalität von Ekel, die Vermeidung der Kontamination, zu erfüllen. Aus diesem Grund empfiehlt es sich, die Intervention mit Strategien zur Stärkung von Selbstwirksamkeit und Kontrollempfinden zu ergänzen.

Kognitive Neubewertung stärkt das Kontrollempfinden

2. Beide angenommenen Gesetze beziehen sich direkt auf die primäre Bewertung (primary appraisals) der Situation. Aufgrund der Schwierigkeit, irrationale, magische Überzeugungen mit logischem Disputieren zu verändern, sollte die Intervention deutlich stärker auf die Veränderung der sekundären Bewertungen *(secondary appraisals)* und damit auf die Neubewertung der Bewältigungsmöglichkeiten fokussieren.

Kognitive Neubewertung verändert sekundäre Bewertungen

3. Daneben werden auch Interventionen eingesetzt, die zum Ziel haben, die primäre „gefährliche“ Bewertung direkt zu verändern. Die Neubewertung wird aber weniger durch logisches Disputieren als vielmehr über den Vergleich mit dem Verhalten und Erleben von anderen angestrebt.

Kognitive Neubewertung kann den Vergleich mit Erleben anderer einbeziehen

**Fallbeispiel: Herr S. (Forts.) –
Durchführung des kognitiven Neubewertens**

Th.: Im Folgenden werde ich Ihnen Fragen zu Blut stellen. Was wissen Sie über Blut? Beispielsweise, wie sieht es aus und welchen Zweck erfüllt es in der Natur? Tragen Sie all Ihr Wissen zusammen. *[Faktenwissen reflektieren]*

Pat.: Na ja ich weiß, dass Blut Sauerstoff und Nährstoffe durch den Körper verteilt und dafür natürlich lebenswichtig ist. Und die Zirkulation von Blut ist, glaube ich, auch ganz wichtig, damit der Körper immer ungefähr gleich warm ist.

Th.: Das ist ja schon richtig viel! Sehr gut. Wie genau könnte Blut, das ja so bedeutende Funktionen für den Körper erfüllt, denn jetzt in Ihrem Alltag gefährlich für Sie werden? Was ist das Schlimmste, was passieren könnte? *[Rational die Bedrohung hinterfragen, worst case scenario]*

Pat.: Hm, also na ja, wenn ich Blut an mir habe, fühle ich mich sehr beschmutzt und finde das eklig. Blut ist ja so dickflüssig und wird schnell fest und irgendwie habe ich das Gefühl, selbst wenn ich das wegmache, bleibt es doch. Also eigentlich habe ich das Gefühl, das wird nie wieder weggehen.

Th.: Und wie wahrscheinlich ist es, dass das Blut tatsächlich für immer an Ihnen haften bleibt? *[Bedrohung hinterfragen]*

Pat.: Eigentlich nicht so wahrscheinlich. Aber man kann ja nie sicher sein ...

Th.: Angenommen, Ihre schlimmsten Befürchtungen würden tatsächlich wahr werden, und das Blut würde für immer an Ihnen haften bleiben, wie würden Sie mit der Situation umgehen? *[Selbstwirksamkeit und Kontrollempfinden stärken]*

Pat.: Also das wäre wirklich schlimm, ständig blutbefleckt rumzulaufen. Ich mag es einfach, mich sauber zu fühlen. Ich kann mir irgendwie vorstellen, dass ich mich vielleicht irgendwann etwas daran gewöhne, aber erstmal wäre es furchtbar.

Th.: Was spräche dafür, dass Sie das selbst bewältigen könnten? *[Konkrete Coping-Möglichkeiten vor Augen führen]*

Pat.: Also darüber habe ich noch nie nachgedacht ... Ich bin eigentlich schon jemand, der die Dinge irgendwie hinbekommt und bei dem sich viele Dinge auch irgendwann von alleine geben. Das wäre vielleicht was.

Th.: Was spricht denn dagegen, dass dieses „Blutbeflecktsein" in der Realität gefährlich für Sie wäre? *[Contra-Argumente für rationale Bedrohung]*

Pat.: Also direkt gefährlich ist Blut ja nicht und es ist ja auch gut, dass es das gibt. Und irgendwie ist es ja auch immer in mir, die ganze Zeit. Es ist vielleicht ein bisschen wie eine Neurodermitis, die habe ich im Winter immer und da gewöhnt man sich auch dran.

Th.: Was glauben Sie: Warum ekeln sich manche Menschen vor Blut und andere gar nicht? *[Alternative Sichtweisen im persönlichen Umfeld finden]*

Pat.: Ich glaube, das hängt damit zusammen, wie sauber man es gerne hat und wie sehr man dann den Fokus darauflegt.

Th.: Kennen Sie jemanden, der sich ganz stark vor vielen Dingen ekelt? Was denken Sie, welche Auswirkungen hat es auf das Leben, wenn man sich sehr schnell und sehr stark ekelt?

Pat.: Ja, also ich ekel mich schnell vor Dingen und deswegen achte ich den ganzen Tag darauf, dass sich niemand verletzt. Das ist furchtbar.

Th.: Kennen Sie jemanden, der sich nur selten vor Dingen ekelt? Welche Auswirkungen hat es auf das Leben, wenn man sich kaum ekelt? *[Interindividuelle Unterschiede bewusst machen, Rollenübernahme]*

Pat.: Ja, meine Mutter, die ekelt sich wenig. Ich habe schon den Eindruck, dass sie freier und unbeschwerter ist, manchmal aber auch vielleicht ein bisschen leichtsinnig.

Th.: Was unterscheidet Sie beide in Bezug auf das Ekelerleben?

Pat.: Sie hat nicht so den Fokus darauf und sie nimmt das nicht so mit. Ich habe auch das Gefühl, sie vertraut mehr sich und ihrem Körper.

Th.: Das ist eine tolle Beobachtung! Fassen Sie zusammen, welche Vor- und Nachteile es hat, sich zu ekeln. *[Funktion von Ekel, Differenzierung von Funktionalität und Dysfunktionalität]*

Pat.: Also der Vorteil ist ganz klar: Man ist sauberer und verletzt sich natürlich auch weniger. Na ja, und der Nachteil ist halt, wenn man sich jetzt stark ekelt, dass man extrem viel Zeit in Nachdenken über Gefahren steckt, die man vielleicht auch anders nutzen könnte.

Th.: Wollen Sie sich eigentlich vor Blut ekeln? Was spricht dafür? Und was spricht dagegen? *[Selbstreflexion und Selbstwirksamkeit fördern, Veränderungsmotivation stärken]*

Pat.: Auf jeden Fall nicht so stark wie bisher, das ist klar. Und sauber sein kann ich ja dann trotzdem, ist meine Mutter ja eigentlich auch. Also, es spricht eigentlich weniger dafür als dagegen.

Th.: Das ist interessant. Versuchen Sie jetzt nochmal, für sich ein Fazit zu ziehen und denken Sie ganz genau über folgende Frage nach: Wenn Sie an Ihr Blut denken, wie müssten Sie es bewerten, damit es nicht mehr ekelerregend auf Sie wirken würde? *[Alternativgedanken finden]*

Pat.: Blut ist für den Körper ganz wichtig und alle Menschen haben auch mal Wunden und bluten und los werde ich das eh nie, aber das Leben ist einfacher, wenn ich meinem Körper vertraue und Blut nicht mehr ganz so eklig finde. Das ist gut!

Fallbeispiel: Herr L. (Forts.)

Herr L. wurde bereits in Kapitel 2.2 vorgestellt. Er berichtet über starken Ekel vor dem eigenen Schweiß. Die ausufernde Beschäftigung mit dem Schweiß und das lange Baden belasten seine Beziehung immer stärker, weswegen er eine therapeutische Behandlung aufgesucht hat. Nachdem erste Expositionsübungen nicht erfolgreich umgesetzt wurden, recherchierte Herr L. im Rahmen der gemeinsamen kognitiven Arbeit, wie wichtig Schweiß für die Hitzeregulation des Körpers ist und dass Sexualduftstoffe über den Schweiß abgegeben werden. Er erkannte, dass es zwar nicht ideal wäre, wenn er ständig nach Schweiß riechen würde, dass es sein aktuelles Leben aber letztlich weniger einschränken würde, als er es selbst durch seine ständige Beschäftigung mit dem Schwitzen derzeit einschränkt. Und er stellte fest, dass seine Freundin eigentlich kein Problem mit seinem Schwitzen hat und dass sein Leben deutlich entspannter sein könnte, wenn er sich nicht so stark ekeln würde. Nach dem Gespräch war er deutlich erleichtert und wollte so bald wie möglich die Expositionsübungen wiederholen, da er jetzt rausfinden wollte, ob er sich wirklich an das Gefühl gewöhnen könne.

Probleme und Lösungsansätze bei der Anwendung kognitiver Techniken

Kognitives Neubewerten reduziert Ängste vor Kontaktkontamination

Nach unserer Erfahrung funktioniert das ekelspezifische kognitive Neubewerten dann besonders gut, wenn der Ekelreiz greifbar ist (wie alle Köperflüssigkeiten, eigene Köperteile, Tiere etc.) und Angst vor einer Kontaktkontamination vorliegt. Schwieriger wird es, wenn die Reize „unsichtbarer" sind (wie z. B. bei Bakterien, Schmutz, Strahlung etc.) und eine mentale Kontamination dem Ekelerleben zugrunde liegt. Das heißt nicht, dass Patient:innen, die sich vor solchen Reizen ekeln, nicht auch von kognitiven Techniken profitieren können. Hier ist es dann aber besonders wichtig, dass

Kognitive Interventionen zur Ekelreduktion benötigen deutlich mehr Zeit

- deutlich mehr Zeit in die Erarbeitung von Wissen über die Reize verwendet wird. So können Patient:innen beispielsweise vor der kognitiven Neubewertung einmal selbst die Funktionalität des Ekelreizes recherchieren.
- der soziale Vergleich stärker disputiert wird (z. B. Wie gehen andere damit um? Warum leiden die nicht so stark, wenn die Bedrohung so groß ist?).

Patient:innen benötigen mehr Unterstützung und Zeit für die Veränderung sekundärer Bewertungen

- die sekundären Bewertungen vorsichtiger disputiert werden und die Patient:innen stärker beim Finden von Bewältigungsstrategien durch Beispiele des bzw. der Therapeut:in unterstützt werden. Patient:innen fällt es oft schwerer, eigene Bewältigungsstrategien bei „unsichtbareren Reizen" zu finden.

Kognitive Behandlungsprogramme bei Waschzwängen

Lady Macbeth, sleepwalking in her chamber,
'rubs her hands' for 'a quarter of an hour',
lamenting 'what, will these hands ne'er be clean'.
She can still smell blood: 'All the perfumes
of Arabia will not sweeten this little hand'.

(Shakespeare, 1606/1986)

Strukturelle Behandlungsprogramme können Belastungen durch mentale Kontamination reduzieren

Betroffene, die sich vor allem vor „unsichtbaren Ekelreizen" ekeln, profitieren eher von stark strukturierten Behandlungsprogrammen. Nachfolgend werden zwei kognitive Behandlungsprogramme zum Umgang mit dysfunktionalen Kognitionen, die sich auf Kontaminationen beziehen, kurz vorgestellt. Diese sind explizit für Patient:innen mit Waschzwang entwickelt und validiert worden.

DIRT-Programm reduziert die Gefahreneinschätzung bei Kontaminationsängsten

DIRT-Programm. Die Therapie zur Verringerung von Gefahrenvorstellungen (Danger Ideation Reduction Therapy [DIRT]; St. Clare et al., 2008) ist ein Behandlungsprogramm, das speziell darauf ausgerichtet ist, die Erwartung von Gefahr oder Bedrohung bei Zwangsstörungen zu reduzieren. Dabei erhalten Patient:innen so viele sachliche Informationen wie möglich, um die Erwartung von Krankheit oder Bedrohung zu verringern und so die Abbrecherquote bei direkten Expositionsübungen zu reduzieren. Es werden dabei sechs Behandlungskomponenten vorgeschlagen, die zum Ziel haben, die Anzahl der aufdringlichen Gedanken zu verringern und Gedanken und Überzeugungen in Bezug auf Krankheit und Kontamination erfolgreich zu ändern. Die sechs Behandlungskomponenten werden in Tabelle 7 kurz beschrieben.

Tabelle 7: Behandlungskomponenten der DIRT-Behandlung (St. Clare et al., 2008)

Aufmerksamkeitsfokussierung	Mithilfe von rhythmischen Atemübungen wird gelernt, sich auf alternative kognitive Ziele zu konzentrieren. Dadurch soll die Häufigkeit bedrohungsbezogener aufdringlicher Gedanken reduziert werden.
Kognitive Umstrukturierung	Identifikation und Neubewertung irrationaler Gedanken in Bezug auf die Kontamination, so dass die Gedanken realistischer sind und den Anforderungen der Situation entsprechen.
Korrigierende Informationen	Liste mit Fakten zu den Krankheits- und Todesraten in verschiedenen Berufsgruppen (z. B. die Zahl der Beschäftigten im Gesundheitswesen, die sich beruflich mit HIV angesteckt haben).
Mikrobiologische Experimente	Eine (vorher definierte) Anzahl an Alltagsgegenständen und Personen wird mit einer Hand berührt. Die Anzahl und die Art der Mikroorganismen werden mithilfe der Universitätsmikrobiologie analysiert. Die Ergebnisse zeigen, dass auf beiden Händen nur die Organismen einer normalen kommensalen Flora der Haut, die also mit ihrem menschlichen Wirt harmlos in Symbiose leben, vorhanden sind.
Gefilmte Interviews	Interviews mit verschiedenen Arbeitnehmer:innen, die regelmäßig mit kontaminationsbedingten Reizen in Berührung kommen.
Katastrophenwahrscheinlichkeitsaufgabe	Die Schätzungen von Patient:innen zur Wahrscheinlichkeit eines negativen Ergebnisses werden mit den Ergebnissen einer statistischen Wahrscheinlichkeitsanalyse verglichen.

Ekelspezifische kognitive Interventionen Expositionsübungen voranstellen

Anti-Disgust-Intervention. Im Rahmen der Anti-Disgust-Intervention von Perdighe und Mancini (2018) werden Patient:innen im ersten Schritt über die Funktionalität, die Beziehung zwischen Ekel und Schuldgefühlen und über zugrunde liegenden Mechanismen des Ekels, wie z. B. magisches Denken, aufgeklärt. Die Therapeut:innen demonstrieren dann die Rolle des Ekels bei der Zwangsstörung mithilfe des Lady-Macbeth-Effekts. Hierbei geht es um den Wunsch, die Hand zu waschen, währenddessen einen Schuldgefühle plagen, wobei das Händewaschen zu einem Gefühl der Erleichterung führt. Dieser Effekt scheint ein aufrechterhaltender Mechanismus der Zwangsstörung zu sein. Zusätzlich wird der nichtbedrohliche Charakter von intensivem Ekel bei Waschzwängen und der Zusammenhang zwischen Ekel und Kontamination erörtert. So entdeckten die Patient:innen, dass bestimmte

Gegenstände zwar hochgradig kontaminiert sind, aber nicht eklig erscheinen (z. B. ein Quecksilbertropfen) und umgekehrt (z. B. eine sterilisierte tote Kakerlake).

4.2.3 Imaginative Techniken

Bildhafte Vorstellungen können Ekelerleben verstärken oder reduzieren

Wie auch schon im Zitat von Darwin (1965/1872) auf Seite 2 angedeutet, scheint Ekel intrusive Bilder zu provozieren. Die bisher beschriebenen Aspekte von Ekel deuten darauf hin, dass Ekel kognitiv schwerer zugänglich ist als andere Emotionen. Da die emotionale Belastung direkt mit visuellen und verbalen Eindrücken zusammenhängt, kann die Bearbeitung visueller Vorstellungen zu bedeutsamen kognitiven und emotionalen Veränderungen führen. Des Weiteren scheinen bildhafte Vorstellungen stärkere emotionale Reaktionen hervorzurufen als verbale Kognitionen. Auch gibt es Hinweise darauf, dass visuelle Wahrnehmungen und Vorstellungen mit stärkerem emotionalem Gewicht abgespeichert werden. Auf Grundlage dieser Befunde könnte das Umschreiben mentaler Bilder für Patient:innen mit starkem Ekelerleben nützlich sein.

Imaginatives Umschreiben (Rescripting)

Imaginatives Umschreiben kann Ekel reduzieren

Als imaginative Technik zur Veränderung von Ekel schlagen wir das imaginative Umschreiben (imagery rescripting) vor. Smucker (1997) stellte in diesem Zusammenhang das *Imagery reprocessing and rescripting* als mentale Umstrukturierungstechnik für die posttraumatischen Belastungsstörungen und für affektive Erkrankungen vor. Beim imaginativen Umschreiben kann entweder ein vorhandenes negatives mentales Vorstellungsbild in ein angenehmes Vorstellungsbild umgewandelt werden oder ein neues positives Vorstellungsbild generiert werden. Dies wird meistens in zwei Phasen umgesetzt. In der ersten Phase wird dabei die belastende Situation aktualisiert, um dann das Bild in der zweiten Phase in der Vorstellung modifizieren zu können (siehe auch Tabelle 8).

Günstig ist es, wenn eine Exploration der Biografie der Patient:innen vor die Imaginationsübung gesetzt wird. Hierbei geht es vor allem darum, herauszufinden, ob Grundbedürfnisse verletzt wurden, welche Bezugspersonen mit welchen Gefühlen verknüpft sind und zu wem der bzw. die Patient:in in der Vergangenheit einen sicheren Bezug hatte. Gerade bei Personen mit sicherer Bindung können im Rahmen der Imagination Helferfiguren eingesetzt werden. Deutlich ausführlicher wird die Technik bei Seebauer und Jacob (2021) eingeführt. Nachfolgend wird eine imaginative Umschreibe-Übung dargestellt, die spezifisch auf einen Ekelreiz geschrieben und validiert wurde (Fink et al., 2018).

Ekelspezifisches imaginatives Umschreiben – exemplarische Anleitung

Jetzt möchten wir nochmal *das Objekt* genauer betrachten. Stellen Sie sich nun vor, wie Sie ein Bild mit *dem Objekt* betreten und das Dargestellte real wird. *[Wiedererleben, Ich-Bezug herstellen, Selbstwirksamkeit stärken im eigenen mentalen Erleben]*

Bewegen Sie sich nun um *das Objekt* herum und schauen Sie sich alles ganz genau an. Was sehen Sie? [...] Wählen Sie ein spezielles Detail Ihres Bildes und schauen Sie sich dieses besonders gut an [...]. Gehen Sie ganz nah heran. [...] Nutzen Sie Ihre Fantasie und verändern Sie die Größe dieses Details; machen Sie es ganz winzig klein [...]. Gehen Sie wieder einen Schritt zurück und schauen Sie sich Ihr ursprüngliches Bild noch einmal an. Jetzt nehmen Sie sich das ganze Bild vor. Probieren Sie einmal aus, die Größe des ganzen Bildes zu verändern: Machen Sie es einmal ganz groß [...] und dann ganz klein [...] und dann wieder auf eine normale Größe [...]. *[Das Ich als imaginativer Akteur, Selbstwirksamkeit stärken]*

Gucken Sie sich das Bild nochmal genau an: Wie ekelerregend ist es? [...] Wie widert Sie jedes Detail an: der Geruch, das typische Geräusch, der Anblick? [...].

Und jetzt verändern Sie *das Objekt* so, dass es nicht mehr ekelerregend ist. Nutzen Sie dazu Ihre Fantasie. Sie dürfen alles machen! Sie dürfen zum Beispiel Dinge her- oder wegzaubern [...], die Umgebung verändern [...], *das Objekt* in etwas anderes umwandeln. *[Imaginatives Umschreiben, Anhaltspunkte geben]*

Entwickeln Sie langsam ein eigenes positives Bild aus *dem Objekt*. Sie dürfen sich dabei alles vorstellen. *[Freiheit der Fantasie bestärken, nicht nur neutrales, sondern sogar positives Bild entwickeln, das Individuelle betonen]*

Was nehmen Sie in diesem veränderten Bild wahr? [...] Gehen Sie einmal rundherum, sind Sie zufrieden mit der Veränderung *des Objekts?* [...] Malen Sie sich genau aus, was Sie jetzt dort sehen, hören, fühlen und riechen. [...] Verändern Sie *das Objekt* so lange weiter, bis Sie sich damit ganz und gar wohl und sicher fühlen. [...] Geben Sie diesem positiven Bild nun einen Titel. *[In der Imagination halten und konsolidieren, Endkriterium geben]*

Kehren Sie jetzt langsam mit Ihrer Aufmerksamkeit in den Raum zurück. Spüren Sie die Sitzfläche und die Position Ihrer Arme und Beine. Behalten Sie Ihr eigenes positives Bild und seinen Titel im Hinterkopf. *[Die Kopplung an ein Wort erleichtert den späteren Abruf, Rückführung in Realität; Betonung der Relevanz des Bildes]*

Tabelle 8: Ideen für umgewandelte Bilder nach einer mentalen Kontamination

Störung	Mentale Kontamination	Neues umgewandeltes Bild
Posttraumatische Belastungsstörung	Sich durch die Erinnerung an eine missbräuchliche Person kontaminiert fühlen.	Im Bild mit der missbräuchlichen Person hält der bzw. die Therapeut:in einen Schirm auf und schützt den bzw. die Patient:in vor der Kontamination.
	Sich durch den Ort, an dem etwas Schlimmes passiert ist, kontaminiert fühlen.	Der Ort wird in der Imagination gesäubert und durch Blumen verschönert.
Zwangsstörung	Sich durch Gedanken an den Teufel kontaminiert fühlen.	Der Teufel wird im Bild so stark verkleinert, dass es nur noch der „kleine Teufel" ist, danach verringert sich auch seine Kontaminationskraft deutlich.
	Angst, sich mit der Farbe Rot zu kontaminieren.	Im Bild wird ein großer Radierer zur Hilfe genommen und die Farbe wegradiert.

Fallbeispiel: Frau J. (Essstörung)

Frau J. berichtet über stark gezügeltes Essverhalten. Sie erlebt ein starkes Ekel- und Würgegefühl nach dem Essen, muss aber nicht erbrechen. Im Rahmen des imaginativen Umschreibens stellt sie sich ihr Mittagessen (gesalzener Reis) als Schneeflocken in ihrem Magen vor. Dieses Bild reduziert das Ekel- und Kontaminationserleben deutlich und nachhaltig, weswegen sie sich danach besser in der Lage sah, regelmäßig zu essen und den Bewegungsdrang in der Therapie zu bearbeiten.

Probleme und Lösungsansätze bei der Anwendung imaginativer Techniken

In unserer Studie konnten wir verschiedene Punkte ausmachen, die für eine erfolgreiche Anwendung des imaginativen Umschreibens wichtig waren und andere, die Patient:innen als herausfordernd erlebt haben (Fink-Lamotte et al., 2022):

- Die Anwendung der Technik war erfolgreich, wenn es gelang, das positive Bild zu aktivieren und auch tatsächlich als Werkzeug im Umschreibungsprozess zu nutzen. Positiv wirkte es sich aus, wenn die Patient:innen selbst die Imagination als erfolgreich erlebt hatten. Hierauf sollte also der Fokus der Therapie liegen.
- Patient:innen fanden es herausfordernd, wenn sie die Struktur der Übung als nicht klar kommuniziert erlebten. Es ist also sehr wichtig, die imagina-

tive Übung besonders gut vorzubesprechen und vorzubereiten. Probleme traten auf, wenn es Patient:innen nicht gelang, Vorstellungsbilder zu erzeugen und zu halten. In diesem Fall können Imaginationsübungen, wie z.B. Traumreisen, oder auch das Aufschreiben der Vorstellung vor der Imagination (Seebauer & Jacob, 2021), Abhilfe schaffen. Allerdings wird es immer einige Patient:innen geben, die Schwierigkeiten damit haben, Vorstellungsbilder zu erzeugen und zu halten. Es kann also hilfreich sein, mithilfe eines Fragebogens schon im Vorfeld die Imaginationsfähigkeit zu erfassen. Im deutschsprachigen Raum liegt dafür die *Spontaneous Use of Imagery Skala* vor (Görgen et al., 2016).
- Auch kann es hilfreich sein, wenn nicht das Objekt direkt, sondern mithilfe einer Affektbrücke (schematherapeutisch) die biografisch erlebte, assoziierte Situation oder das assoziierte Objekt umgeschrieben wird.

4.2.4 Kombinationstechnik – Kognitives Restrukturieren und Imaginatives Modifizieren (CRIM)

CRIM-Methode kombiniert kognitive und imaginative Techniken

Ein vielversprechender Weg zur Veränderung von Kontaminationsgefühlen und Ekel ist die Kombination aus kognitiven und imaginativen Verfahren. Hier wurde mit dem *Kognitiven Restrukturieren und Imaginativen Modifizieren (Cognitive Restructuring and Imaginative Modification,* CRIM; Steil et al., 2011) eine Methode entwickelt, die eine interessante Möglichkeit bietet, Kontaminationserleben therapeutisch zu verändern. Dabei werden die Vorzüge der kognitiven Techniken bezüglich der Recherche von Fakten und die der imaginativen Techniken bezüglich der Veränderung von Ekel- und Kontaminationserleben zusammengebracht. Die Grundidee der CRIM ist, dass der Kör per faktisch über viele eigene immunologische Abwehrmechanismen verfügt, wie z.B. die regelmäßige Hauterneuerung. Dieses Faktenwissen wird in einem ersten Schritt durch die Patient:innen selbst recherchiert. In einem zweiten Schritt wird eine immunologische Abwehrbarriere des Körpers (z.B. die Hauterneuerung) mit einem eigenen mentalen Bild imaginiert. Die Intervention ist unserer klinischen Erfahrung nach besonders nach Kontaktkontaminationen erfolgreich.

Fallbeispiel: Frau H. (Waschzwang)

Frau H. berichtet von starken Waschzwängen. Diese treten vor allem nach der Berührung von öffentlich zugänglichen Gegenständen, wie Türklinken, Toiletten, Haltegriffen usw., auf. Sie erlebt dann sehr starken Ekel und ein „durchdringendes" Gefühl der Kontamination und des Beschmutztseins. Sie verspürt das sehr starke Bedürfnis, schnellstmöglich die Hände zu waschen und zu desinfizieren. Hier verfolgt sie ein sehr genaues Prozedere, was sie immer wieder neu startet, wenn sie zwischendurch einen „Fehler" macht. Einen Fehler stellt es beispielsweise dar, wenn sie einen Finger nicht oft genug gesäubert hat. Diese „Fehler" passieren regelmäßig, so dass sie sehr viel Zeit am Tag mit dem Waschen und Desinfizieren ihrer Hände verbringt.

Erster Schritt: Kognitive Restrukturierung (CR)

Die Beschreibung des Vorgehens basiert auf dem Prozess der Hauterneuerung. Es kann natürlich auch zu anderen chemischen und immunologischen Abwehrprozessen (z. B. im Blut oder den Schleimhäuten) recherchiert werden. Zum Thema Haut, Hautschutz und Hauterneuerung kann den Patient:innen das „Informationsmaterial CRIM – Schutzmechanismen der Haut" (siehe Seite 89 im Anhang) mit dem Hinweis überreicht werden, den Text zunächst aufmerksam zu lesen und sich die Informationen gut zu merken. Weiterhin können die Patient:innen den Auftrag erhalten, die zur Verfügung gestellten Informationen noch mit eigenen Recherchen zu ergänzen (siehe auch Abbildung 5).

Einwirkung	Schutzmechanismus der Haut
Druck, Stoß und Reibung:	Wasserpolster (Blasen), Elastizität von Dermis und Subcutis, Abpolsterung durch subkutanes Fettgewebe, Verdickung der Hornschicht
Kälte:	Verengung der Hautgefäße, Zittern
Wärme:	Erweiterung der Hautgefäße, Ausscheidung von Schweiß
UV-Strahlung:	Melaninbildung, Bildung einer Lichtschwiele
Chemische Stoffe:	Antibakteriell wirkende Eiweiße, Permeabilitätsbarriere der Dermis, Hydrolipidfilm
Pathogene Keime:	Permeabilitätsbarriere der Dermis, Hydrolipidfilm
Austrocknung:	Epidermale Fette, Hydrolipidfilm, Natural Moisturizing Factors (NMF)

Abbildung 5: Auszug aus dem „Informationsmaterial CRIM – Schutzmechanismen der Haut"

Fallbeispiel: Frau H. – Gespräch über das kognitive Restrukturieren

Th.: Jetzt haben Sie all diese Informationen gelesen. Was denken Sie darüber?

Pat.: Das ist echt faszinierend. Mir war nicht klar, dass die Haut uns so gut beschützt. Ich stelle mir die Haut irgendwie jetzt viel mehr wie einen Panzer vor, mit verschiedenen Verteidigungswällen.

Th.: Das Bild gefällt mir sehr gut. Behalten Sie das mal im Kopf. Denken Sie jetzt daran, dass Sie sich oft sehr beschmutzt fühlen. Haben Sie das Gefühl, diese Informationen ändern etwas an dem Gefühl des Beschmutztseins oder des Ekels?

Pat.: Ein bisschen ja, die Angst vor der direkten Ansteckung ist ein bisschen weg, dass das so richtig bedrohlich sein kann und die Keime in mich eindringen können.

Th.: Haben Sie eine Idee, wie Ihnen diese Informationen dabei helfen können, Ihre Gedanken und/oder Gefühle in einer Ekel-Situation zu bewältigen?

Pat.: Schon. Ich meine, mein Körper ist eigentlich ziemlich gut darin, sich selbst zu verteidigen – das habe ich bei der Recherche gelernt. Der Gedanke beruhigt mich zum Beispiel gerade sehr. Und dass die Haut in Schichten aufgebaut ist und die toten Hautpartikel abfallen, finde ich spannend. Das bedeutet ja, dass eigentlich nur tote Haut mit dreckigen Sachen in Berührung kommt – und die fällt dann auch irgendwann ab. Aber obwohl ich das jetzt *weiß, fühle* ich mich schon immer noch ziemlich dreckig und beschmutzt. Das Gefühl hat sich nicht sehr geändert.

Th.: Gut, dass Sie das sagen, das ist jetzt der nächste Teil der Therapie, um den wir uns kümmern werden.

Zweiter Schritt: Imaginatives Modifizieren (IM)

Patient:innen sollen sich Schutzprozesse in Ekelsituation vorstellen

Im nächsten Schritt werden die Patient:innen zur imaginativen Modifikation angeleitet und gebeten, sich die besprochene Ekelsituation bildlich vorzustellen. Anders als beim imaginativen Umschreiben wird hier konkret der Prozess (z.B. der Hauterneuerungsprozess der kontaminierten Stellen am Körper), der den Körper schützt, imaginiert. Die nachfolgende Imagination (siehe Kasten) wurde auf Ekelreize ausgerichtet und validiert, sollte aber natürlich individuell angepasst werden. Wenn Angst vor einer Kontaktkontamination vorliegt (wie bei Frau H.) kann es hilfreich sein, nach der Wiederholung der Übung die Hand auch direkt zu kontaminieren und dann die Übung umzusetzen. Auch ist es hilfreich, vorher abzufragen, wie eklig und kontaminiert bzw. verschmutzt sich die Patient:innen fühlen und wie stark der Wunsch zum Waschen ist. Nach der Übung sollte dies erneut abgefragt werden.

Fallbeispiel: Frau H. – Gespräch vor der imaginativen Modifikation

Th.: Wir führen gleich zum ersten Mal das imaginative Modifizieren durch. Sie haben sich jetzt vor der Sitzung nicht die Hände gewaschen, haben aber berichtet, dass Sie schon sehr stark vermieden haben, irgendwas auf dem Weg hierher zu berühren. Wie beschmutzt fühlen sich Ihre Hände jetzt gerade auf einer Skala von 0 bis 100 an?

Pat.: Na ja, ganz ließ sich das ja nicht vermeiden, etwas zu berühren. Also schon so 60.

Th.: O.k., ich schreibe das mal auf! Und wie stark ist Ihr Wunsch, sich jetzt zu waschen?

Pat.: Ich denke auch so 60. Der ist schon da, aber ein bisschen halte ich es aus.

Th.: Bitte überlegen Sie sich jetzt ein Bild, das die Hauterneuerung symbolisiert, über die Sie sich im Vorhinein informiert haben. [...] Welches Bild haben Sie gefunden?

Pat.: Ich stelle mir dabei einen aufziehenden Sandsturm vor, bei dem Sandkörner so lange an meiner Haut reiben, bis sich alle überschüssigen Hautzellen lösen und sich darunter meine neue Haut zeigt. Wenn ich mir das vorstelle, spüre ich den Sand richtig.

Th.: Sehr gut, dann wollen wir mit der Imaginationsübung beginnen ...

Ekelspezifisches imaginatives Modifizieren – exemplarische Anleitung

Bitte hören Sie aufmerksam zu und folgen Sie den Anweisungen. Führen Sie sich die vorgestellte Situation vor Augen. Sie können dazu gerne die Augen schließen. Stellen Sie sich nun vor, Sie befinden sich innerhalb der Situation. Malen Sie sich so genau wie möglich aus, was Sie wahrnehmen: Was können Sie sehen? Welche Farben, Gegenstände und Objekte? Welche Geräusche umgeben Sie? In welcher Lautstärke? Welche Gerüche nehmen Sie wahr und woher stammen diese? Nehmen Sie alles um sich herum wahr. Wie fühlen Sie sich bei der Wahrnehmung all dieser Eindrücke? Welche Gefühle können Sie wahrnehmen? *[Vorstellungskraft aktivieren, Erleben spüren]*

Stellen Sie sich nun vor, dass Sie sich selbst wie in einem Spiegel sehen. Schauen Sie an sich herab und betrachten Sie Ihre Haut genauer. Achten Sie dabei darauf, wie vielfältig Ihre Haut ist. Denken Sie zum Beispiel an die robusten Innenflächen Ihrer Hände oder daran, wie die Haut Ihre Finger elastisch umspannt, so, wie sie auch Ihren gesamten Körper umhüllt, wie eine warme, angenehme Decke, die Sie vor der Kälte schützt. Beobachten Sie nun, was durch die Berührung des Objekts in der Situation mit Ihrer Haut geschehen ist. Schauen Sie ganz genau hin: Was sehen Sie? Wie fühlt sich das auf der Haut an? Sehen Sie vielleicht dreckige Hautpartikel? Fühlt sich die Haut an der Stelle beschmutzt an? *[Imagination des Selbst und Aktivierung der Vorstellung der Haut, Vorstellung der Vielfältigkeit der Funktionen am Beispiel der Hand (häufig im Gesichtsfeld), Aktivierung der allumfassenden Hautschicht, Imaginierte Konfrontation durch Berührung des Objektes der Situation]*

Aktivieren Sie nun Ihr Bild, das Sie als Symbol für die Hauterneuerung zu Beginn dieser Übung gewählt haben. Was können Sie sehen? Welche Gerüche nehmen Sie wahr? Nehmen Sie alles um sich herum wahr. Wie fühlt sich das an? *[Individualisierung des Bildes „die Haut als umfassender Schutz"; Entwicklung einer Bewältigungsstrategie für den Umgang mit kontaminierenden Situationen; Stärkung des Selbstwirksamkeitserlebens und Kontrollgefühls; Vereinfachte Vorstellung durch Einbezug mehrerer Sinneskanäle]*

Schauen Sie nun wieder in den Spiegel und betrachten Sie die gesamte Haut. Stellen Sie sich nun vor, wie diese neue Haut Ihren Körper wie eine Schutzhülle umgibt und vor äußeren Einflüssen schützt. Wie sieht Ihre Haut als Schutzhülle aus? Hat sie eine besondere Größe? Welche Farbe hat sie, welche Form? Lassen Sie Ihrer Vorstellung freien Lauf – Ihnen sind dabei keine Grenzen gesetzt. *[Aktivieren der Schutzhülle vor möglicher Bedrohung, Einsetzen der Vorstellung als kreatives Werkzeug, Individualisieren der Imagination]*

Ihre Haut erhält ihre Schutzmechanismen permanent aufrecht und erneuert sich kontinuierlich. Ihre Haut wird Sie also Ihr ganzes Leben lang vor äußeren Einflüssen schützen und bleibt für immer Ihre ganz eigene langlebige Schutzhülle. *[Stärkung des Vertrauens in den Körper und der Gewissheit, mit kontaminierenden Situationen umgehen zu können]*

Kehren Sie jetzt langsam mit Ihrer Aufmerksamkeit in den Raum zurück. Spüren Sie die Sitzfläche und die Position Ihrer Arme und Beine. Sie können sich nun frei bewegen und die Augen öffnen. *[Rückkehr in die Gegenwart]*

Fallbeispiel: Frau H. – Gespräch nach der imaginativen Modifikation

Th.: Wie geht es Ihnen jetzt? Wie war die Übung für Sie?

Pat.: Die Übung war gut. Ich konnte mir das sehr genau vorstellen und das Tolle ist ja, die Haut erneuert sich ja wirklich, das habe ich ja recherchiert. Mit meinem Bild fühlte sich das irgendwie ganz real an.

Th.: Sehr schön. Und wie beschmutzt fühlen Sie sich jetzt und wie stark ist Ihr Wunsch sich zu waschen?

Pat.: Erstaunlicherweise fühle ich mich deutlich weniger beschmutzt, vielleicht so 20. Ich weiß schon, dass ich mich noch nicht gewaschen habe, aber irgendwie fühlt es sich ein bisschen so an, als hätte ich mich schon gewaschen. Deswegen ist der Druck auch runtergegangen, vielleicht liegt der jetzt so bei 40.

Probleme und Lösungsansätze bei der Durchführung der Kombinationstechnik

In unserer Studie konnten wir einige Schwierigkeiten identifizieren, die bei der Anwendung der Kombinationstechnik eine Rolle spielen, und hierzu mögliche Lösungsansätze erarbeiten (Fink-Lamotte et al., 2023; siehe Tabelle 9).

Tabelle 9: Probleme und Lösungsansätze bei der Durchführung der Kombinationstechnik

Schwierigkeiten	Lösungsansatz
Es ist schwer, sich den Hauterneuerungsprozess vorzustellen.	Die Imagination sollte häufig wiederholt werden. Müller-Engelmann et al. (2018) erweiterten in ihrer Studie die zwei Interventionssitzungen um eine dritte Booster-Sitzung, um die Fähigkeit zur Imagination zu üben und zu festigen.
Die Imagination ist wenig erfolgreich.	Die Imagination sollte dann individueller gestaltet werden, indem die Patient:innen vorher gefragt werden, was sie zur Veränderung der Kontaminationsangst brauchen. Die Elemente, die benötigt werden, um das Kontaminationsgefühl loszuwerden (z. B. wiederholte Imagination der Hauterneuerung, externe Ressourcen), können dann in der Imagination präsentiert werden.
Sehr konkrete und dadurch manifestere Kontamination.	Das Ekel- und Kontaminationserleben durch Keime oder Schmutz wird vielleicht konkreter erlebt (insbesondere im Zusammenhang mit der Covid-19-Pandemie) als z. B. eine posttraumatische Kontamination mehrere Jahre nach dem erfolgten sexuellen Missbrauch und der Vergewaltigung. Deswegen kann es hilfreich sein, Hilfsmittel in die Imagination aufzunehmen, wie z. B. ein Desinfektionsspray, um direkt gegen konkreten Schmutz und Keime vorzugehen. Dies könnte aber auch die Möglichkeit der Vermeidung verstärken.
Das Objekt wird danach immer noch als kontaminiert erlebt.	Das ist kein Problem: Erste Studienergebnisse sprechen dafür, dass der Nutzen der CRIM-Intervention am deutlichsten bei der Kontaminationserfahrung gegenüber der eigenen Hand und weniger gegenüber dem Objekt ist (Fink-Lamotte et al., 2023).

4.2.5 Veränderung von Selbstekel: Mitgefühlsbasierte Techniken

Mitgefühlsbasierte Interventionen reduzieren Selbstekel

Es gibt erste Hinweise, dass insbesondere Mitgefühl oder Fürsorglichkeit helfen können, Ekel zu überwinden. Dies gilt ganz besonders für Selbstekel. Selbstekel beschreibt eine Abscheu, die gegen spezifische Aspekte der eigenen Person gerichtet ist. Patient:innen berichten Selbstekel bei relativ vielen Störungen, die mit einem negativ veränderten Selbstbild einhergehen:

- Essstörungen („Ich bin so hässlich und fett."),
- Borderline-Persönlichkeitsstörungen („Meine Narben und Wunden sind abscheulich."),
- Depression („Ich ekele mich vor meiner eigenen Irrelevanz.").
- Hautkrankheiten („Andere denken, ich bin ansteckend und widerlich.").

Mitgefühl und Fürsorglichkeit sind zentral in der buddhistischen Tradition

Selbstmitgefühl hat seinen Ursprung im Buddhismus und ist eng mit dem Konzept des Mitgefühls verbunden. Mitgefühl bedeutet, sich für das Leid anderer zu öffnen und den Wunsch zu verspüren, dieses zu lindern. Es geht darum, anderen geduldig, freundlich, verständnisvoll und wertfrei zu begegnen und Unzulänglichkeiten als Teil der menschlichen Erfahrung anzuerkennen. Wenn dann das Mitgefühl auch auf das eigene Selbst bezogen wird, spricht man von Selbstmitgefühl. Beim Selbstmitgefühl geht es darum, sich seinem eigenen Leiden gegenüber zu öffnen und sich davon berühren zu lassen.

Gerade im Umgang mit den oben beispielhaft genannten selbstabwertenden Kognitionen stellt Selbstmitgefühl ein theoretisches Gegenmodell zu Selbstekel dar. Es geht darum,

a) dass man mit sich freundlich und verständnisvoll umgeht, anstatt sich zu verurteilen (Selbstfreundlichkeit);
b) dass man belastende Lebensereignisse und Unzulänglichkeiten als eine normale menschliche Erfahrung anerkennt, anstatt sie isoliert zu betrachten (Mitmenschlichkeit) und
c) dass man seine Gefühle und Gedanken achtsam und wertfrei wahrnimmt, anstatt sich mit ihnen zu identifizieren oder sie zu vermeiden.

Im folgenden Kasten ist eine Anleitung zum Aufbau eines mitfühlenden Selbst dargestellt, die bereits in einigen Studien zur Veränderung von Selbstekel eingesetzt wurde (z. B. Fink-Lamotte et al., 2022).

Aufbau eines mitfühlenden Selbst – exemplarische Anleitung

Führen Sie sich das Bild innerlich vor Augen. Sie können dazu entweder die Augen schließen oder offenlassen. Malen Sie sich so genau wie möglich aus, was Sie sehen, hören, fühlen und riechen. *[Einleitung, Erleben aktivieren]*

Stellen Sie sich nun vor, wie Sie dieses Bild betreten und das Dargestellte real wird. Ihr Körper ist dabei von einer Schutzhülle umgeben. Stellen Sie sich vor, dass nichts diese Schutzhülle durchdringen und Sie bedrohen kann. Malen Sie sich Ihre Schutzhülle genau aus. Woraus besteht sie, welche Farbe hat sie, wie groß ist diese Hülle? *[Schutzhülle vor möglicher Bedrohung; Kontrollgefühl stärken]*

Stellen Sie sich nun vor, Sie sind ein Schauspieler in Ausbildung. Als Schauspieler würden Sie in sich selbst bestimmte positive Gefühle, Gedanken und Motive hervorrufen – um genau diese Person von innen heraus zu erschaffen. Konzentrieren Sie sich darauf, wie die Figur denkt und die Welt betrachtet. Die Figur, die wir nun entwickeln, ist ein mitfühlender Mensch, der sich in besonderem Maße durch Mitgefühl für sich selbst und für andere Menschen auszeichnet *[Vorstellungskraft aktivieren und als „Werkzeug" ausprobieren]*

Konzentrieren Sie sich auf Ihre Aufgabe, als Schauspieler eine „mitfühlende Person" darzustellen. Stellen Sie sich vor, wie Sie ruhig sind und über

Weisheit und Gelassenheit verfügen. Wie Sie empfindsam sind und die Fähigkeit besitzen, Schwierigkeiten zu tolerieren und sich Herausforderungen zu stellen. Spüren Sie die Wärme und Güte und das Verständnis, die Sie sich selbst entgegenbringen. Nehmen Sie eine vorurteilsfreie Haltung gegenüber sich selbst und den Dingen um Sie herum ein. Spüren Sie den tiefen Wunsch, Leid zu lindern, Veränderungen herbeizuführen und sich selbst und anderen Menschen beim Wachsen und Leben zu unterstützen. *[Aktivierung eines mitfühlenden Menschen entwickeln]*

Versuchen Sie, einen mitfühlenden Gesichtsausdruck hervorzubringen, etwa ein leichtes Lächeln oder einen anderen Ausdruck, der zu Ihnen passt. Stellen Sie sich vor, wie Sie sich ausdehnen, während Sie machtvoller, reifer und weiser werden und über mehr selbstsichere Autorität verfügen. Spüren Sie die Wärme in Ihrem Körper und verweilen Sie einen Augenblick in diesem Moment. *[Erleben für ein positives Selbstbild aktivieren: positiv, zufriedenstellend, Sicherheit und Wohlgefühl]*

Nun gehen Sie diese Eigenschaften noch einmal langsam durch und stellen Sie sich vor, diese wären in Ihnen etwas gewachsen, als könnten Sie diese richtig spüren. Weisheit, Empfindsamkeit, Gelassenheit, Toleranz, Wärme, Güte, Hilfsbereitschaft. Sie können sich Ihr „mitfühlendes Selbst" noch einmal vorstellen und dabei an eine Empfindung innerer Ruhe und eine unterstützende Stimme denken. Geben Sie Ihrer selbstgeschaffenen, positiven Figur nun einen Namen. Sie können sich nun die imaginierte Person zur Unterstützung bei Ängsten und Widerständen immer wieder ins Gedächtnis rufen. *[Gedächtnisanker für schnellen Abruf]*

Kehren Sie jetzt langsam mit Ihrer Aufmerksamkeit in den Raum zurück. Spüren Sie die Sitzfläche und die Position Ihrer Arme und Beine. Sie können sich bewegen und die Augen öffnen. Behalten Sie Ihren mitfühlenden Charakter und seinen Namen im Hinterkopf. Sie können immer wieder in diese Rolle schlüpfen. *[Rückführung in die Gegenwart]*

Fallbeispiel: Herr R. (Forts.)

Herr R. wurde im Kapitel 2.7 bereits vorgestellt. Er litt seit Jahren unter einer schwereren Form der Psoriasis (Schuppenflechte), erlebte starken Selbstekel und zog sich in diesem Zusammenhang immer mehr zurück, er vermied Spiegel und erlebte Unwohlsein, wenn er seine eigene Haut berührte. Im Rahmen der Psychotherapie lernte er das Konzept des Selbstmitgefühls kennen. Er schaffte es dadurch, sich freundlicher zu begegnen und erlebte dadurch zum ersten Mal wieder so etwas wie Empathie und Zugewandtheit gegenüber sich selbst. Er lernte, sich selbst Verständnis und Mitmenschlichkeit zu zeigen, was dazu führt, dass er heute anerkennen kann, dass er für die Hautkrankheit nichts kann. Aufgrund des in der Therapie eingeführten und im Alltag praktizierten achtsamen Wahrnehmens der eigenen Gedanken kann er sich immer besser von selbstablehnenden Gedanken distanzieren.

Probleme und Lösungsansätze bei der Durchführung mitgefühlsbasierter Techniken

Tabelle 10 stellt Probleme im Zusammenhang mit der Anwendung mitgefühlsbasierter Techniken dar sowie mögliche Lösungsansätze.

Tabelle 10: Probleme und Lösungsansätze bei der Durchführung mitgefühlsbasierter Techniken

Schwierigkeiten	Lösungsideen
Die Intervention ist zu kurz und ist deswegen nicht erfolgreich	• Unter https://osf.io/gea2d ist eine längere Schulung zum Selbstmitgefühl kostenlos abrufbar. Diese Schulung können Patient:innen vor der Übung absolvieren, um die Effekte zu verstärken. • Die Intervention sollte auf die konkreten Themen der Patient:innen angepasst und erweitert werden. • Um den Effekt zu maximieren, kann während der Intervention eine aktivere Haltung angestrebt werden, was durch das Schreiben mitfühlender Briefe oder Affirmationen umgesetzt werden kann. • Die Patient:innen reflektieren vorab schriftlich, was Selbstmitgefühl für sie bedeutet und was sich für sie verändern könnte, wenn sie mitfühlend mit sich sind.
Die Schauspieler-Metapher macht Probleme	• Wenn es Patient:innen schwerfällt, sich als Schauspieler:in in bestimmte Gefühle hineinzufühlen, kann es hilfreich sein, zunächst die Gefühle im Alltag der Patient:innen zu explorieren und bei der Anleitung der Übung dann auf diese Situationen Bezug zu nehmen.

4.2.6 Integrative Behandlungsansätze

Integrative Körpertherapie nutzt Mind-and-Body-Techniken

Im Rahmen der integrativen Körperpsychotherapie wird von einem emotional-vasomotorischen Zyklus ausgegangen, der als Kreislauf zwischen psychologischer, muskulärer und vegetativer Ebene funktioniert (Thielen, 2010). Die Theorie nimmt weiter an, dass sich Blockaden dieses Kreislaufes als psychisches Ekelerleben zeigen, motorisch als „Kloß im Hals“ und vegetativ als Übelkeit. Die Körperpsychotherapie schlägt vor, die Blockade durch Ausdruck aufzulösen. So löst sich beispielswiese der Kloß im Hals durch das Aussprechen von Lauten wie „Igitt“ auf. In diesem Sinne ist es möglich, die Blockaden durch Bewegungen, Rollenspiele und Deutungen auf allen Ebenen zu behandeln (Thielen, 2010).

4.2.7 Psychodynamische Behandlung

Einsicht und Internalisierung stellen zentrale Elemente der psychodynamischen Therapie des Ekels dar

Die psychodynamische Psychotherapie fußt unter anderem auf zwei Elementen: der Einsicht und der Internalisierung der therapeutischen Beziehung. Durch die Klärung und Interpretation von aktuellem Verhalten und Erleben im biografischen Kontext werden bisher nicht bewusste Bedürfnisse, Wünsche und Emotionen offengelegt. Hierdurch sind adaptivere Reaktionen möglich. Die therapeutische Beziehung bietet das Modell, neue Beziehungsmuster zu bilden, die im Alltag angewendet werden können.

Ekel wird psychodynamisch als Ersatz für fehlende Selbst-Objekt-Grenzen gesehen

Wie in Kapitel 1.4.5 beschrieben, wird psychodynamisch angenommen, dass Ekel als Selbst-Objekt-Grenzen-Ersatz dient. Beispielsweise hilft Ekel, Menschen auf Distanz zu halten, bei denen man sonst nicht die Kraft hätte, die Beziehung zu beenden. Im Buch von Vogt (2010) wird von einer Tochter berichtet, die von ihrem alkoholabhängigen Vater sexuell belästigt wurde. Da sie aber Mitleid mit seiner Situation habe und er immer wieder den Kontakt suche, falle es ihr schwer, die Beziehung abzubrechen. Sie erlebt starke Ekelgefühle gegenüber ihrem Vater und macht sich deswegen starke Vorwürfe, wobei ihr der Ekel allerdings hilft, den Vater auf Distanz zu halten. Hierbei dient der Ekel als „Abwehr eines intrusiven, übergriffigen Objekts, der den sexuellen Angriff abwehrt und eine Grenze zieht“ (S. 99). Als der Patientin in der Therapie bewusst wird, wie wenig Mitleid der Vater verdient, kann sie den Ekel annehmen und als hilfreiche Reaktion erleben.

Ekel in der Gegenübertragung ist ein bedeutsamer Hinweis in der psychodynamischen Therapie

Daneben ist Ekel auch als Affekt in der Gegenübertragung ein bedeutsamer Hinweisfaktor. In einem Fallbericht wird recht anschaulich von einem aufdringlichen, übergriffigen und vereinnahmenden Patienten berichtet, der beim Therapeuten im Erstkontakt starken Abscheu und Ekel auslöst. Aufgrund der massigen körperlichen Erscheinung, seiner Prahlerei, seiner Schamlosigkeit und seiner Verachtung der eigenen Familie gegenüber schreibt der Therapeut „An diesem Menschen erscheint mir einfach alles eklig“ (Vogt, 2010, S. 90). Das Ziel der Behandlung müsse es sein, Zugang zu den schwachen, abgewehrten Persönlichkeitsanteilen des Patienten zu gewinnen und mit diesen in Kontakt zu treten, so dass der Patient es nicht mehr nötig habe, sich „so eklig darzustellen.“ (S. 90). Eine genauere Beschreibung des Vorgehens findet sich beispielsweise bei Vogt (2010).

4.3 Effektivität und Prognose psychologischer Ekelbehandlung

Zur Wirksamkeit spezifischer psychotherapeutischer Interventionen zur Reduktion von Ekel liegt eine wachsende Zahl von Studien vor, deren Ergebnisse für die in den vorangehenden Kapiteln vorgestellten Techniken hier zusammengefasst dargestellt werden.

Studien zur *Expositionsbehandlung* von Ekel zeigen, dass sich Ekel- und Kontaminationserleben durchaus verändern (z. B. Olatunji et al., 2007). Bei Spinnenphobien führte eine 30-minütige Exposition zu einer signifikanten Reduktion von Ekel und Angst, allerdings war die Veränderung bei Angst größer als bei Ekel (Smits et al., 2002). Außerdem zeigen erste Studien bei Patient:innen mit Waschzwang, dass der Einsatz von virtuellen Realitäten gleichgute Effekte nach sich zieht (Inozu et al., 2020). Besonders hervorzuheben sind die Ergebnisse von Studien, die spezifische Ekelpsychoedukationen und ein auf Ekel ausgerichtetes Vorgehen untersucht haben. In der Studie von Wickenhauser (2022) führte ein solches ekelspezifisches Vorgehen, wie es auch in Kapitel 4.2.1 beschrieben ist, zu signifikant stärkerer Ekelhabituation im Vergleich zu einer TAU Bedingung. Der *Mastery-Ansatz* von Gallagher wurde bisher nur in einer kleinen Fallstudie mit 10 Patient:innen mit kontaminationsbezogenen Zwangsstörungen evaluiert, wobei eine klinische Responserate von 90 % berichtet wurde (Gallagher, 2023).

Expositionsübungen sollten Ekel direkt thematisieren

Der Mastery-Absatz ist bisher wenig erforscht

Bei den *kognitiven Techniken* zeigt sich, dass kognitive Strategien, wie kognitives Neubewerten, als funktionale Emotionsregulationsstrategie bei diversen psychischen Krankheiten erfolgversprechende Ergebnisse liefern (Ochsner et al., 2012). So konnte bei Warnock-Parkes et al. (2012) gezeigt werden, dass kognitive Neubewertung einen positiven Einfluss auf das Stresserleben bei kontaminationsbezogenen Zwangsstörungen hatte. Des Weiteren gibt es spezifisch für die Veränderung von Ekelerleben bei Zwangserkrankungen gute Evidenz, dass kognitives Neubewerten Ekel signifikant besser reduzieren konnte als eine Kontrollbedingung und ähnlich gut wie imaginatives Umschreiben (z. B. Fink et al., 2018).

Kognitive Techniken sind störungsübergreifend wirksam

Die bereits vorgestellte *Anti-Disgust-Intervention* (ADI; Perdighe & Mancini, 2018) umfasst eine Reihe von kognitiven Techniken. Im Rahmen eines randomisierten kontrollierten klinischen Trials wurden 55 Zwangspatient:innen in 15 wöchentlichen Sitzungen entweder mit KVT+ADI oder nur mit KVT behandelt (Salmani et al., 2022). Dabei verbesserte KVT+ADI die Zwangssymptomatik, die Ekelsensitivität und die Akzeptanz von Ekel signifikant besser als KVT alleine. Daneben führte KVT+ADI auch zu signifikant weniger Ablehnungen bei der Durchführung der Expositionen mit Reaktionsverhinderung. Ebenfalls im Rahmen eines randomisierten kontrollierten klinischen Trials wurden 21 Patient:innen mit Zwangsstörung mit der *Danger Ideation Reduction Therapy* (DIRT) im Rahmen von 8 Sitzungen behandelt und mit 10 Wartelistenpatient:innen verglichen. Dabei war die DIRT-Behandlung der Wartelistengruppe bei allen Messungen überlegen (Jones & Menzies, 1998).

Ekelbezogene kognitive Techniken verbessern den Behandlungserfolg bei Zwangsstörungen

Zu den *imaginativen Techniken* gibt es bereits zahlreiche Studien zur Veränderung des Ekelerlebens und der Kontaminationen. Bei kontaminationsbezogenen Zwangsstörungen zeigen sich gute Ergebnisse in der direkten Behandlung mentaler Kontaminationen (Fink & Exner, 2019; Fink et al., 2018; Fink-Lamotte et al., 2022). Auch bei PTBS zeigen sich ekelreduzierende Ef-

Imaginative Techniken reduzieren starkes Ekelerleben bei Zwangsstörungen und PTBS

fekte durch imaginative Techniken (Lechner-Meichsner et al., 2023). Insbesondere weisen eine ganze Reihe von Forschungsergebnisse darauf hin, dass CRIM zu einer Reduktion von Kontaminationsgefühlen bei Personen mit PTBS und sexuellen Gewalterfahrungen führt (Müller-Engelmann et al., 2018). In einer randomisiert kontrollierten Studie von Jung und Steil (2013) wurden 34 Frauen mit PTBS nach sexueller Gewalt im Kindesalter entweder mit CRIM behandelt oder einer Wartelisten-Kontrollgruppe zugeteilt. Die Ergebnisse zeigen, dass CRIM zu einer Reduktion von Kontaminationserleben und Symptomschwere mit hohen Effekten führte. Auch erste Ergebnisse zum Einsatz von CRIM bei Waschzwängen sind vielversprechend (Fink-Lamotte et al., 2023).

Erste Pilotstudien zu mitgefühlsbasierten Interventionen zur Reduktion von Selbstekel

Für das Potenzial *mitgefühlsbasierter Interventionen* zur Veränderung von Ekelerleben gibt es bisher nur erste empirische Evidenzen (Fink-Lamotte et al., 2022). Hier scheinen Folgestudien zu den Selbstekel-assoziierten Störungsbildern, wie Hautkrankheiten, Depression oder Körperdysmorphe Störung, vielversprechend.

Einzelfalldarstellungen zur Wirksamkeit integrativer Körperpsychotherapie und psychodynamischer Therapieansätze

Zur *integrativen Körperpsychotherapie* gibt es bisher nur einzelne Falldarstellungen, die erste Hinweise auf ihre Wirksamkeit zur Behandlung starken Ekelerlebens liefern, weswegen weitere Forschung notwendig ist. Zur *psychodynamischen Behandlung* finden sich einige Einzelfallberichte im Buch von Vogt (2010). Hierbei werden Erfolge bei der Reduktion von pathologischem Ekelerleben bzw. Selbstekel durch die psychodynamische Behandlung berichtet. Daneben gibt es unseres Wissens noch keine quantitativen oder qualitativen Studien, die sich die Wirkung der psychodynamischen Behandlung auf das Ekelerleben in Stichproben mit größeren Fallzahlen angeschaut haben.

4.4 Perspektiven

Sieben Perspektiven für die Entwicklung von Behandlungsoptionen bei starkem Ekel

Nachdem es bisher deutlich mehr Grundlagenforschung zu Ekel bei psychischen Erkrankungen gibt, wächst inzwischen auch die Studienlage zu spezifischen Behandlungsmaßnahmen. Diese sind in diesem Buch im Überblick dargestellt. Für die zukünftige Entwicklung von Behandlungsoptionen bei Ekel ergeben sich eine Reihe von Perspektiven, die nachfolgend beschrieben werden:

1. Bisher erfolgt Ekelforschung entweder als Grundlagen- oder als Anwendungsforschung. Gerade bei ekelassoziierten Störungen ist es wichtig, das volle Wissen der Grundlagenforschung translational in prozessbasierte psychotherapeutische Interventionen zu überführen.
2. Ein Großteil der Grundlagenforschung erfolgt mithilfe von ekelassoziiertem, validiertem Bildmaterial. Es gibt bisher noch unzureichende experimentelle Forschung mit echten Ekelobjekten, die auf allen Sinnesebenen

(insbesondere auf der taktilen und olfaktorischen Ebene) wahrgenommen werden können.

3. Weitere ekelspezifische therapeutische Techniken sollten entwickelt und validiert werden. Potenzial bieten hierbei mitgefühlsbasierte Techniken, integrative Techniken, Techniken zur Differenzierung von Selbst-und-Objekt-Grenzen und natürlich der große Fundus an kognitiv-behavioral-emotiven Techniken. Bei der Auswahl geeigneter Interventionen kann unsere Indikationstypologie (siehe Seite 40 f.) ein hilfreicher Startpunkt sein.
4. Die Studienlage zur Wirksamkeit von ekelspezifischen therapeutischen Techniken ist noch unzureichend und sollte in zukünftigen Studien stärker transdiagnostisch und in größeren klinischen Stichproben überprüft werden.
5. Auch wenn die experimentellen und klinischen Erfahrungen gleichermaßen darauf hindeuten, dass die Gewöhnung an ekelassoziierte Objekte langsamer verläuft und Ekel schwerer zu löschen ist als z. B. Angst, ist dieses Phänomen bisher unzureichend verstanden. Hierzu gehört insbesondere der Umgang mit den sympathetischen magischen Überzeugungen und der zunehmenden Bedrohlichkeit (looming vulnerability).
6. Der Umgang mit Ekel im therapeutischen Setting ist bisher noch nicht ausreichend beschrieben und Auswirkungen auf die therapeutische Beziehung sind unzureichend untersucht.
7. Es wäre hilfreich, wenn die ekelspezifische Diagnostik, wie sie hier im Buch vorgestellt wird, stärker vor der Behandlungen mit ekelassoziierten Störungen berücksichtigt würde.

5 Fallbeispiel

Frau A., 32 Jahre alt, leidet seit dem frühen Erwachsenenalter an kontaminationsbezogenen Waschzwängen und empfindet sehr starken Ekel vor öffentlichen Toiletten. Die Zwangsstörung beeinträchtigt ihr Leben stark und ihre Möglichkeiten, öffentliche Orte zu besuchen, sind erheblich eingeschränkt. Selbst kurze Ausflüge außerhalb ihres Hauses sind für Frau A. mit großem Stress verbunden, da sie ständig besorgt ist, auf öffentliche Toiletten angewiesen zu sein, und dann den negativen Befürchtungen und dem damit verbundenen Ekelerleben ausgesetzt zu sein („Ich habe überall das Gefühl, mich zu beschmutzen“). Ihre Lebensqualität, ihre sozialen Beziehungen und beruflichen Möglichkeiten sind dadurch erheblich beeinträchtigt.

Im Rahmen der ekelspezifischen Diagnostik zeigte sich in den Ergebnissen der imaginativen Ansteckungskettenaufgabe bei Frau A. eine besonders starke Rigidität im Kontaminationserleben. Auch im Fragebogen zur Erfassung der Ekelempfindlichkeit (FEE) wurde ein hoher Wert gemessen.

Die Behandlung begann mit einer *ekelspezifischen Exposition mit Reaktionsverhinderung,* begleitet von einer ausführlichen *Ekelpsychoedukation.* Hierbei wurde ausführlich über die Facetten des Ekelerlebens gesprochen, eine gemeinsame Sprache für den Ausdruck festgesetzt („verzerrtes Gesicht") und Frau A. wurde ermutigt, bewusst ihre ekelerregenden Gedanken und Gefühle wahrzunehmen, während sie öffentliche Toiletten benutzte. Im Rahmen der Psychoedukation wurde auch ihre Ambivalenz hinterfragt, wobei sie deutlich machen konnte, dass sie die Veränderung wirklich wollte („Ich will endlich wieder unter Leute!"), auch wenn sie sich durchaus bewusst war, welche Anstrengungen vor ihr lagen („Ich habe keine Lust auf die Exposition"). In diesem Zusammenhang wurden erfolgreich die irrationalen Überzeugungen, die ihrem Ekel zugrunde lagen, identifizieret und hinterfragt („Bin ich wirklich für immer kontaminiert, wenn ich die Toilette berührt habe?"). Sie konnte zwar rational nachvollziehen, dass sie wahrscheinlich nicht für immer kontaminiert sei, wusste aber auch keine Alternative zum exzessiven Waschen, um mit der Kontamination umzugehen.

Frau A. war bereit, die Exposition zu beginnen, wobei sie zunächst die Toilette aufsuchen sollte und mit den Händen die Wände berühren sollte, um dann auf das Händewaschen bis zum Abend zu verzichten. Sie formulierte die Erwartungen, dass „der Ekel nicht verschwindet" und dass sie wohl „für den Tag (für immer) verschmutzt bleibt". Während der Exposition wurde sie regelmäßig gezielt neben der generellen Anspannung nach ihrem Ekelgefühl befragt, um ihre Reaktionen und Fortschritte zu überwachen. Tatsächlich sank die Anspannung in dieser und den nachfolgenden Übungen immer wieder deutlich, allerdings zeigte Frau A. nur geringfügige Verbesserungen in ihrem Ekelerleben. Und auch wenn sie anerkennen konnte, dass es sie überraschte, dass die Anspannung nachließ, war sie weiterhin stark gehemmt und vermied öffentliche Orte, wann immer es möglich war. Als Grund nannte sie, dass sie immer noch nicht überzeugt sei, dass die Verschmutzung wirklich ohne Waschen weggehe.

Daraufhin wurde der *Mastery-Ansatz* eingeführt. Anstatt sich darauf zu konzentrieren, sich an den Ekel zu gewöhnen, lag der Schwerpunkt darauf, sich an den Ekel anzupassen. Frau A. bekam den Auftrag, so viele öffentliche Toiletten wie möglich zu besuchen und möglichst viel Zeit auf den öffentlichen Toiletten zu verbringen, wobei sie aber alle Hilfsmittel nutzen konnte, die es ihr ermöglichten, ihr Unbehagen zu reduzieren. Frau A. hatte nun Handschuhe an und nahm das Desinfektionsspray mit. Dadurch schaffte sie es, wieder häufiger rauszugehen, Freunde zu treffen und auch an ihrem Arbeitsplatz zu sein. Nach und nach führte dies dazu, dass sie, therapeutisch begleitet, bereit war, zunächst auf das Desinfektionsspray zu verzichten und später auch die Handschuhe wegzulassen.

Zusätzlich zur Mastery-Exposition wurde *Kognitives Umstrukturieren und Imaginative Modifikation (CRIM)* angewendet, um das Gesetz der Ansteckung, an dem Frau A. sehr hing, therapeutisch zu „durchbrechen". Sie fand die Idee überzeugend, dass ihr Körper über eine gute eigene Immunfunktion verfügt, und entwickelte hilfreiche mentale Bilder (z. B. ihre Schleimhäute in der Nase veränderten hineinströmende Keime direkt in Nasensekret oder ihre „toten" Hautschuppen fielen nach Kontakt mit Dreck und Keimen direkt ab), die sie zunächst im Rahmen der Toilettenbesuche anwendete. Dies ermöglichte ihr, die Handschuhe als „externe" Unterstützung wegzulassen. Mit der Zeit brauchte sie auch die imaginative Unterstützung immer seltener.

Im Laufe der Behandlung zeigte Frau A. eine signifikante Reduktion ihres Ekelerlebens vor öffentlichen Toiletten. Sie konnte die Toiletten mit weniger Unbehagen benutzen, auch wenn der Ekel nie vollständig wegging. Frau A. drückte ihre Fortschritte wie folgt aus: „Ich fühle mich immer noch unwohl, aber es ist nicht mehr so schlimm wie früher. Ich kann die Toiletten jetzt benutzen, ohne dass es mich den ganzen Tag beschäftigt. Manchmal denke ich noch an die Schutzfunktion meiner Haut, und dann fühle ich mich wie eine Superheldin." Dieser Erfolg spiegelte sich auch im Ergebnis der imaginativen Ansteckungskettenaufgabe wider. Hier war Frau A. viel schneller bereit, sich von der Rigidität in der Kontaminationsannahme zu lösen als zu Beginn der Behandlung. Auch der FEE-Wert fiel deutlich geringer aus.

6 Weiterführende Literatur

Herz, R. (2012). *That's disgusting. Unraveling the mysteries of repulsion.* New York: Norton & Company.

Kolnai, A. (1929/2007). *Der Ekel. Zur Phänomenologie feindlicher Gefühle.* Frankfurt am Main: Suhrkamp.

Krause, R. (2005). Verachtung, Ekel und Ärger des Therapeuten. In O. Kernberg, B. Dulz & J. Eckert (Hrsg.), *WIR: Psychotherapeuten* (S. 102–115). Stuttgart: Schattauer.

Lohr, C. & Hauke, G. (2023). *Ekel: Emotionsarbeit in der Psychotherapie.* Weinheim: Beltz.

Menninghaus, W. (2002). *Ekel. Theorie und Geschichte einer starken Empfindung.* Frankfurt am Main: Suhrkamp.

Olatunji, B. O. & McKay, D. (2010). *Disgust and its disorders: Theory, assessment and treatment implications.* Washington D. C.: American Psychological Association.

Powell, P. A. & Consedine, N. S. (2021). *The handbook of disgust research. Modern perspectives and applications.* Cham: Springer Nature Switzerland AG. https://doi.org/10.1007/978-3-030-84486-8

Powell, P.A., Overton, P.G. & Simpson, J. (Eds.). (2015). *The revolting self: Perspectives on the psychological, social, and clinical implications of self-directed disgust*. London: Karnac Books.

St. Clare, T., Menzies, R.G. & Jones, M.K. (2008). *Danger Ideation Reduction Therapy (DIRT) for obsessive-compulsive washers: A comprehensive guide to treatment*. Samford Valley: Australian Academic Press.

Vogt, R. (2010). *Ekel als Folge traumatischer Erfahrung. Psychodynamische Grundlagen und Studien, psychotherapeutische Settings, Fallbeispiele*. Gießen: Psychosozial.

7 Literatur

Åhs, F., Rosén, J., Kastrati, G., Fredrikson, M., Agren, T. & Lundström, J.N. (2018). Biological preparedness and resistance to extinction of skin conductance responses conditioned to fear relevant animal pictures: A systematic review. *Neuroscience and Biobehavioral Reviews, 95,* 430–437. https://doi.org/10.1016/j.neubiorev.2018.10.017

Angyal, A. (1941). Disgust and related aversions. *Journal of Abnormal and Social Psychology, 36,* 393–412. https://doi.org/10.1037/h0058254

Arbeitsgemeinschaft der Wissenschaftlichen Medizinischen Fachgesellschaften (AWMF). (2021). *S3-Leitlinie Behandlung von Angststörungen*. Verfügbar unter: https://register.awmf.org/de/leitlinien/detail/051-028

Arbeitsgemeinschaft der Wissenschaftlichen Medizinischen Fachgesellschaften (AWMF). (2022). *S3-Leitlinie Zwangsstörungen – Langversion*. Verfügbar unter: https://register.awmf.org/de/leitlinien/detail/038-017

Barrett, L.F. (2006). Are emotions natural kinds? *Perspectives on Psychological Science, 1*(1), 28–58. https://doi.org/10.1111/j.1745-6916.2006.00003.x

Bleichhardt, G. & Martin, A. (2010). *Hypochondrie und Krankheitsangst*. Göttingen: Hogrefe. https://doi.org/10.1007/978-3-642-12119-7

Bohne, A. (2009). *Trichotillomanie*. Göttingen: Hogrefe.

Calder, A.J., Keane, J., Manly, T., Sprengelmeyer, R., Scott, S., Nimmo-Smith, I. & Young, A.W. (2003). Facial expression recognition across the adult life span. *Neuropsychologia, 41*(2), 195–202. https://doi.org/10.1016/S0028-3932(02)00149-5

Craske, M.G., Treanor, M., Conway, C.C., Zbozinek, T. & Vervliet, B. (2014). Maximizing exposure therapy: an inhibitory learning approach. *Behaviour Research and Therapy, 58,* 10–23. https://doi.org/10.1016/j.brat.2014.04.006

Curtis, V. & Biran, A. (2001). Dirt, disgust, and disease: Is hygiene in our genes? *Perspectives in Biology and Medicine, 44*(1), 17–31. https://doi.org/10.1353/pbm.2001.0001

Darwin, C.E. (1965/1872). *The expression of the emotions in man and animals*. Chicago: University of Chicago.

Davey, G.C. (2011). Disgust: the disease-avoidance emotion and its dysfunctions. *Philosophical Transactions of the Royal Society of London, 366*(1583), 3453–3465.

Dudenredaktion. (o.J.). *Kontamination*. Verfügbar unter Duden online: https://www.duden.de/rechtschreibung/Kontamination

Ehlers, A. (1999). *Posttraumatische Belastungsstörung*. Göttingen: Hogrefe.
Ekman, P. (1992). An argument for basic emotions. *Cognition & Emotion, 6*(3–4), 169–200. https://doi.org/10.1080/02699939208411068
Ekman, P. & Friesen, W.V. (1971). Constants across cultures in the face and emotion. *Journal of Personality and Social Psychology, 17*(2), 124–129. https://doi.org/10.1037/h0030377
Fallon, A.E., Rozin, P. & Pliner, P. (1984). The child's conception of food: The development of food rejections with special reference to disgust and contamination sensitivity. *Child Development, 55*(2), 566. https://doi.org/10.2307/1129968
Fink, J. & Exner, C. (2019). Does transcranial direct current Stimulation (tDCS) improve disgust regulation through imagery rescripting? *Frontiers in Human Neuroscience, 13,* 192. https://doi.org/10.3389/fnhum.2019.00192
Fink, J., Pflugradt, E., Stierle, C. & Exner, C. (2018). Changing disgust through imagery rescripting and cognitive reappraisal in contamination-based obsessive-compulsive disorder. *Journal of Anxiety Disorders, 54,* 36–48. https://doi.org/10.1016/j.janxdis.2018.01.002
Fink-Lamotte, J., Bieber, H., Jordan, H. & Exner, C. (2024). Once in contact, forever contaminated! Introducing a clinically validated imagery- and video-based chain of contagion task for the measurement of disgust and contamination change in experimental research and clinical practice. *Behavior Therapy, 55*(5), 1043–1058. https://doi.org/10.1016/j.beth.2024.03.002.
Fink-Lamotte, J., Jahn, I., Stierle, C., Kühne, F., Lincoln, T., Stengler, K. & Exner, C. (2021). Die Validierung der Dimensional Obsessive-Compulsive Scale (DOCS) an einer deutschsprachigen Stichprobe. *Verhaltenstherapie, 31*(2), 119–131. https://doi.org/10.1159/000510093
Fink-Lamotte, J., Kursim, A. & Exner, C. (2023). Changing OCD-related feelings of disgust and contamination by cognitive restructuring and imagery modification (CRIM): Test and discussion of an online-application. *Journal of Obsessive-Compulsive and Related Disorders, 37,* 100804. https://doi.org/10.1016/j.jocrd.2023.100804
Fink-Lamotte, J., Lüders, J. & Exner, C. (2020). Enhancing motivation for exposure to disgust – A feasibility study with a non-clinical sample. *Journal of Obsessive-Compulsive and Related Disorders, 25,* 100524. https://doi.org/10.1016/j.jocrd.2020.100524
Fink-Lamotte, J., Platter, P., Stierle, C. & Exner, C. (2022). Mechanisms and effectiveness of imagery strategies in reducing disgust in contamination-related obsessive-compulsive disorder: comparing imagery rescripting, imagery self-compassion and mood-focused imagery. *Cognitive Therapy and Research, 46*(4), 747–763. https://doi.org/10.1007/s10608-021-10275-9
Fink-Lamotte, J. & Stierle, C. (2022). Scham und Stigmatisierung bei Hauterkrankungen. *hautnah dermatologie, 38*(2), 34–39. https://doi.org/10.1007/s15012-021-6824-4
Fink-Lamotte, J., Svensson, F., Schmitz, J. & Exner, C. (2021). Are you looking or looking away? Visual exploration and avoidance of disgust- and fear-stimuli: An eye-tracking study. *Emotion, 22*(8), 1909–1918. https://doi.org/10.1037/emo0000993
Fink-Lamotte, J., Widmann, A., Sering, K., Schröger, E. & Exner, C. (2021). Attentional processing of disgust and fear and its relationship with contamination-based obsessive-compulsive symptoms: Stronger response urgency to disgusting stimuli in disgust-prone individuals. *Frontiers in Psychiatry, 12,* 596557. https://doi.org/10.3389/fpsyt.2021.596557
Foa, E.B. & Kozak, M.J. (1986). Emotional processing of fear: Exposure to corrective information. *Psychological Bulletin, 99*(1), 20–35. https://doi.org/10.1037/0033-2909.99.1.20

Gallagher, R. (2023). *Disgust-Based OCD: Thoughts on a New Treatment Protocol*. https://iocdf.org/blog/2023/04/25/disgust-based-ocd-thoughts-on-a-new-treatment-protocol/
Gall-Peters, A. & Zarbock, G. (2012). *Praxisleitfaden Verhaltenstherapie: Störungsspezifische Strategien, Therapieindividualisierung, Patienteninformationen*. Lengerich: Pabst Science Publishers.
Gandras, G. (2021). *Die Therapeutische Beziehung in der Psychotherapie*. Heidelberg: Springer. https://doi.org/10.1007/978-3-662-62112-7
Görgen, S.M., Hiller, W. & Witthöft, M. (2016). Die Spontaneous Use of Imagery Scale (SUIS) – Entwicklung und teststatistische Prüfung einer deutschen Adaption. *Diagnostica, 62*(1), 31–43. https://doi.org/10.1026/0012-1924/a000135
Grassi, L., Berardi, M.A., Ruffilli, F., Meggiolaro, E., Andritsch, E., Sirgo, A. et al. (2015). Role of psychosocial variables on chemotherapy-induced nausea and vomiting and health-related quality of life among cancer patients: a European study. *Psychotherapy and Psychosomatics, 84*(6), 339–347. https://doi.org/10.1159/000431256
Gross, J.J. & Thompson, R.A. (2007). Emotion regulation: Conceptual foundations. In J.J. Gross (Ed.), *Handbook of Emotion Regulation*. New York: Guilford Press.
Hartmann, A.S., Grocholewski, A. & Buhlmann, U. (2019). *Körperdysmorphe Störung*. Göttingen: Hogrefe. https://doi.org/10.1026/02669-000
Hoffmann, N. & Hofmann, B. (2012). *Expositionen bei Ängsten und Zwängen*. Weinheim: Beltz.
Hummel, T., Kobal, G., Gudziol, H. & Mackay-Sim, A. (2007). Normative data for the "Sniffin' Sticks" including tests of odor identification, odor discrimination, and olfactory thresholds: an upgrade based on a group of more than 3,000 subjects. *European Archives of Oto-Rhino-Laryngology, 264*(3), 237–243. https://doi.org/10.1007/s00405-006-0173-0
Ihme, J.M. & Mitte, K. (2009). Measuring state disgust. *European Journal of Psychological Assessment, 25*(3), 150–156. https://doi.org/10.1027/1015-5759.25.3.150
Inbar, Y., Pizarro, D.A., Iyer, R. & Haidt, J. (2012). Disgust sensitivity, political conservatism, and voting. *Social Psychological and Personality Science, 3*(5), 537–544. https://doi.org/10.1177/1948550611429024
Inozu, M., Celikcan, U., Akin, B. & Mustafaoğlu Cicek, N. (2020). The use of virtual reality (VR) exposure for reducing contamination fear and disgust: Can VR be an effective alternative exposure technique to in vivo? *Journal of Obsessive-Compulsive and Related Disorders, 25*, 100518. https://doi.org/10.1016/j.jocrd.2020.100518
Izard, C.E. (1977). Anger, disgust, and contempt and their relationship to hostility and aggression. In C.E. Izard (Ed.), *Human Emotions*. New York: Springer.
Jacobi, C. & Beintner, I. (2021). *Anorexia nervosa*. Göttingen: Hogrefe.
Jalal, B., McNally, R.J., Elias, J.A., Potluri, S. & Ramachandran, V.S. (2019). "Fake it till you make it"! Contaminating rubber hands ("Multisensory Stimulation Therapy") to treat obsessive-compulsive disorder. *Frontiers in Human Neuroscience, 13*, 414.
Jones, M.K. & Menzies, R.G. (1998). Danger ideation reduction therapy (DIRT) for obsessive-compulsive washers. A controlled trial. *Behaviour Research and Therapy, 36*(10), 959–970. https://doi.org/10.1016/S0005-7967(98)00057-6
Joraschky, P. & Croy, I. (2010). Fremd-Körper – Berührungsangst und Ekel. In R. Vogt (Hrsg.), *Ekel als Folge traumatischer Erfahrungen*. Gießen: Psychosozial.
Jung, K. & Steil, R. (2013). A randomized controlled trial on cognitive restructuring and imagery modification to reduce the feeling of being contaminated in adult survivors of childhood sexual abuse suffering from posttraumatic stress disorder. *Psychotherapy and Psychosomatics, 82*(4), 213–220. https://doi.org/10.1159/000348450

Körkel, J. & Veltrup, C. (2003). Motivational Interviewing: Eine Übersicht. *Suchttherapie, 4*(3), 115–124. https://doi.org/10.1055/s-2003-42230
Kolnai, A. (1929/2007). *Der Ekel. Zur Phänomenologie feindlicher Gefühle.* Frankfurt am Main: Suhrkamp.
Lechner-Meichsner, F., Ehring, T., Krüger-Gottschalk, A., Morina, N., Plankl, C. & Steil, R. (2023). Using imagery rescripting to treat posttraumatic stress disorder in refugees: A case study. *Cognitive and Behavioral Practice, 30*(4), 646–656. https://doi.org/10.1016/j.cbpra.2022.06.002
Liessmann, K. P. (1997). *„Ekel! Ekel! Ekel! - Wehe mir!" eine kleine Philosophie des Abscheus.* Hamburg: Kursbuch.
Lindquist, K. A., Wager, T. D., Kober, H., Bliss-Moreau, E. & Barrett, L. F. (2012). The brain basis of emotion: a meta-analytic review. *The Behavioral and Brain Sciences, 35*(3), 121–143. https://doi.org/10.1017/S0140525X11000446
Lishner, D. A., Cooter, A. B. & Zald, D. H. (2008). Addressing measurement limitations in affective rating scales: Development of an empirical valence scale. *Cognition & Emotion, 22*(1), 180–192. https://doi.org/10.1080/02699930701319139
Margraf, J., Cwik, J. C., Brachel, R. von, Suppiger, A. & Schneider, S. (2021). *DIPS Open Access 1.2: Diagnostisches Interview bei psychischen Störungen.* Verfügbar unter: https://omp.ub.rub.de/index.php/RUB/catalog/book/172.
Menninghaus, W. (2017). *Ekel. Theorie und Geschichte einer starken Empfindung* (4. Aufl.). Frankfurt am Main: Suhrkamp.
Müller-Engelmann, M., Hadouch, K. & Steil, R. (2018). Addressing the negative self-concept in posttraumatic stress disorder by a three-session programme of cognitive restructuring and imagery modification (CRIM-PTSD): A case study. *Journal of Behavioral and Brain Science, 08*(05), 319–327. https://doi.org/10.4236/jbbs.2018.85020
Ochsner, K. N., Silvers, J. A. & Buhle, J. T. (2012). Functional imaging studies of emotion regulation: a synthetic review and evolving model of the cognitive control of emotion. *Annals of the New York Academy of Sciences, 1251,* E1–24. https://doi.org/10.1111/j.1749-6632.2012.06751.x
Olatunji, B. O., Forsyth, J. P. & Cherian, A. (2007). Evaluative differential conditioning of disgust: a sticky form of relational learning that is resistant to extinction. *Journal of Anxiety Disorders, 21*(6), 820–834. https://doi.org/10.1016/j.janxdis.2006.11.004
Olatunji, B. O. & Kim, J. (2024). Examining reciprocal relations between disgust proneness and OCD symptoms: A four-wave longitudinal study. *Journal of Behavior Therapy and Experimental Psychiatry, 82,* 101907. https://doi.org/10.1016/j.jbtep.2023.101907
Perdighe, C. & Mancini, F. (2018). Disgust and contamination: Cognitive Anti-Disgust Interventions. In F. Mancini (Ed.), *The Obsessive Mind.* London: Routledge.
Powell, P. A. & Consedine, N. S. (2021). *The handbook of disgust research. Modern perspectives and applications.* Cham: Springer Nature Switzerland AG. https://doi.org/10.1007/978-3-030-84486-8
Riskind, J. H., Wheeler, D. J. & Picerno, M. R. (1997). Using mental imagery with subclinical OCD to 'freeze' contamination in its place: evidence for looming vulnerability theory. *Behaviour Research and Therapy, 35*(8), 757–768. https://doi.org/10.1016/S0005-7967(97)00023-5
Rozin, P. & Fallon, A. E. (1987). A perspective on disgust. *Psychological Review, 94*(1), 23–41. https://doi.org/10.1037/0033-295X.94.1.23
Rozin, P., Haidt, J. & McCauley, C. (2008). Disgust. In M. Lewis, J. M. Hailand-Jones & L. F. Barrett (Eds.), *Handbook of emotions* (3rd ed., pp. 757–776). New York: Guilford Press.

Rozin, P., Millman, L. & Nemeroff, C. (1986). Operation of the laws of sympathetic magic in disgust and other domains. *Journal of Personality and Social Psychology, 50*(4), 703–714. https://doi.org/10.1037/0022-3514.50.4.703

Rozin, P. & Nemeroff, C. (2002). Sympathetic magical thinking: The Contagion and similarity "Heuristics". In T. Gilovich, D. Griffin & D. Kahneman (Eds.), *Heuristics and biases. The Psychology of intuitive judgment*. Cambridge: Cambridge University Press.

Salmani, B., Mancini, F., Hasani, J. & Zanjani, Z. (2022). Anti-disgust cognitive behavioral therapy for contamination-based obsessive compulsive disorder: A randomized controlled clinical trial. *Journal of Clinical Medicine, 11*(10). https://doi.org/10.3390/jcm11102875

Sawchuk, C.N. (2009). The acquisition and maintenance of disgust: Developmental and learning perspectives. In B.O. Olatunji & D. McKay (Eds.), *Disgust and its disorders: Theory, assessment, and treatment implications* (pp. 77–97). Washington D.C.: American Psychological Association. https://doi.org/10.1037/11856-004

Scherer, K.R. & Wallbott, H.G. (1994). Evidence for universality and cultural variation of differential emotion response patterning. *Journal of Personality and Social Psychology, 66*(2), 310–328. https://doi.org/10.1037/0022-3514.66.2.310

Schienle, A., Dietmaier, G., Ille, R. & Leutgeb, V. (2010). Eine Skala zur Erfassung der Ekelsensitivität (SEE). *Zeitschrift für Klinische Psychologie und Psychotherapie, 39*(2), 80–86. https://doi.org/10.1026/1616-3443/a000016

Schienle, A. & Heric, A. (2014). Eine Skala zur Erfassung der Ekelsensitivität bei Kindern (SEEK). *Zeitschrift für Klinische Psychologie und Psychotherapie, 43*(1), 53–60. https://doi.org/10.1026/1616-3443/a000238

Schienle, A., Ille, R., Sommer, M. & Arendasy, M. (2014). Diagnostik von Selbstekel im Rahmen der Depression. *Verhaltenstherapie, 24*(1), 15–20. https://doi.org/10.1159/000360189

Schienle, A. & Leutgeb, V. (2012). *Blut-Spritzen-Verletzungsphobie*. Göttingen: Hogrefe.

Schienle, A., Walter, B., Stark, R. & Vaitl, D. (2002). Ein Fragebogen zur Erfassung der Ekelempfindlichkeit (FEE). *Zeitschrift für Klinische Psychologie und Psychotherapie, 31*(2), 110–120. https://doi.org/10.1026/0084-5345.31.2.110

Schmidt, R. & Grocholewski, A. (2019). Ekel und die olfaktorische Referenzstörung. *Verhaltenstherapie, 29*(2), 98–107. https://doi.org/10.1159/000494731

Schut, C., Linder, D., Brosig, B., Niemeier, V., Ermler, C., Madejski, K. et al. (2013). Appraisal of touching behavior, shame and disgust: a cross-cultural-study. *International Journal of Culture and Mental Health, 6*(1), 1–15. https://doi.org/10.1080/17542863.2011.602530

Seebauer, L. & Jacob, G. (2021). *Imaginatives Überschreiben*. Göttingen: Hogrefe. https://doi.org/10.1026/02821-000

Seligman, M.E. (1971). Phobias and preparedness. *Behavior Therapy, 2*(3), 307–320. https://doi.org/10.1016/S0005-7894(71)80064-3

Shakespeare, W. (1606/1986). *Macbeth*. Ditzingen: Reclam.

Smits, J.A., Telch, M.J. & Randall, P.K. (2002). An examination of the decline in fear and disgust during exposure-based treatment. *Behaviour Research and Therapy, 40*(11), 1243–1253. https://doi.org/10.1016/S0005-7967(01)00094-8

Smucker, M.R. (1997). Post-traumatic stress disorder. In R.L. Leahy (Ed.), *Practicing cognitive therapy*. Northvale, NJ: Jason Aronson.

St. Clare, T., Menzies, R.G. & Jones, M.K. (2008). *Danger Ideation Reduction Therapy (DIRT) for obsessive-compulsive washers: A comprehensive guide to treatment*. Samford Valley: Australian Academic Press.

Steil, R., Jung, K. & Stangier, U. (2011). Efficacy of a two-session program of cognitive restructuring and imagery modification to reduce the feeling of being contaminated in adult survivors of childhood sexual abuse. *Journal of Behaviour Therapy and Experimental Psychiatry, 42*(3), 325–329. https://doi.org/10.1016/j.jbtep.2011.01.008

Svaldi, J. & Tuschen-Caffier, B. (2018). *Bulimia nervosa*. Göttingen: Hogrefe.

Taylor, S. (2017). Misophonia: A new mental disorder? *Medical Hypotheses, 103,* 109–117. https://doi.org/10.1016/j.mehy.2017.05.003

Thielen, M. (2010). Integrative Körperpsychotherapie und Emotionsregulation am Beispiel Ekel. In R. Vogt (Hrsg.), *Ekel als Folge traumatischer Erfahrungen*. Gießen: Psychosozial.

Tolin, D.F., Worhunsky, P. & Maltby, N. (2004). Sympathetic magic in contamination-related OCD. *Journal of Behavior Therapy and Experimental Psychiatry, 35*(2), 193–205. https://doi.org/10.1016/j.jbtep.2004.04.009

Tsatali, M., Overton, P.G. & Vivas, A.B. (2019). Self-reported and experimentally induced self-disgust is heightened in Parkinson's disease: Contribution of behavioural symptoms. *PloS One, 14*(10), e0223663. https://doi.org/10.1371/journal.pone.0223663

Vogt, R. (2010). *Ekel als Folge traumatischer Erfahrung. Psychodynamische Grundlagen und Studien, psychotherapeutische Settings, Fallbeispiele*. Gießen: Psychosozial.

Warnock-Parkes, E., Salkovskis, P.M. & Rachman, J. (2012). When the problem is beneath the surface in OCD: the cognitive treatment of a case of pure mental contamination. *Behavioural and Cognitive Psychotherapy, 40*(4), 383–399. https://doi.org/10.1017/S1352465812000252

Wickenhauser, M.E. (2022). *Optimizing exposure for contamination OCD: What happens when digust is specifically targeted?* Electronic Theses and Dissertations. https://egrove.olemiss.edu/etd/2411/

Zahn, R., Lythe, K.E., Gethin, J.A., Green, S., Deakin, J.F.W., Young, A.H. & Moll, J. (2015). The role of self-blame and worthlessness in the psychopathology of major depressive disorder. *Journal of Affective Disorders, 186,* 337–341. https://doi.org/10.1016/j.jad.2015.08.001

Zarbock, G. (2017). *Praxisbuch Verhaltenstherapie. Grundlagen und Anwendungen biografisch-systemischer Verhaltenstherapie* (4. Aufl.). Berlin: Pabst Science Publishers.

8 Kompetenzziele und Lernkontrollfragen

Kompetenzziele

Folgende Wissens- und Handlungskompetenzen können durch die Beschäftigung mit dem vorliegenden Buch erworben werden:

1. Verschiedenen Erlebensebenen von Ekel kennen und erkennen.
2. Verschiedene Formen und Funktionen des Ekelerlebens kennen und beschreiben können.
3. Theorien der Entstehung und Aufrechterhaltung von pathologischen Ekelgefühlen kennen und erläutern können.
4. Störungsbilder kennen, bei denen pathologischer Ekel eine Rolle als Auslöser, Symptom oder aufrechterhaltender Faktor spielt.
5. Diagnostische Instrumente zur Erfassung von habitueller Ekelempfindlichkeit und -sensitivität sowie zur Erfassung des situativen Ekelerlebens kennen und anwenden können.
6. Typische individuelle Auslöser des gesteigerten Ekelerlebens bei Patient:innen erkennen.
7. Ekelspezifische Psychoedukation vornehmen können.
8. Ekelspezifische Behandlungselemente kennen und anwenden können.
9. Anpassung von Behandlungselementen bei starker Ekelneigung vornehmen können.
10. Den Stand der wissenschaftlichen Fundierung ekelspezifischer Interventionen kennen.

Lernkontrollfragen

1. Mit welchem Gesetz lassen sich typische kognitive Verzerrungen bei starkem Ekelerleben insbesondere beschreiben?
   a. Gesetz der Gleichheit
   b. Gesetz der Ansteckung
   c. Gesetz der Wiederholung
   d. Gesetz der Ausbreitung

2. Was zählt nicht zu den typischen Formen von Ekel?
   a. Selbstekel
   b. Phantomekel
   c. Objektekel
   d. Moralischer Ekel

3. Der „Mastery“-Ansatz unterscheidet sich vom Vorgehen bei einer ekelspezifischen Expositionstherapie dadurch, dass
   a. ekelauslösende Situationen direkt aufgesucht werden.
   b. Maßnahmen, die das Aushalten der Situation erleichtern (z.B. Handschuhe tragen), als inakzeptabel gelten.
   c. viele Übungsdurchgänge stattfinden sollen.
   d. Ablenkungsstrategien als akzeptabel gelten.

4. Zum Umgang mit Selbstekel gibt es erste Evidenz für die Wirkung von psychologischen Interventionen, die
   a. Mitgefühl ansprechen.
   b. Mind-Body-Techniken nutzen.
   c. Expositionsübungen fördern.
   d. kognitive Neubewertung fördern.

5. Wodurch kann die Neubewertung von ekelauslösenden Situationen/Objekten gefördert werden?
   a. Körperpsychotherapie
   b. Entspannungsverfahren
   c. Imaginatives Umschreiben
   d. Gegenkonditionierung

6. Wie sollten ekelspezifische Expositionsübungen, verglichen mit angstbezogenen Expositionsübungen, modifiziert werden?
   a. Es sollte längere Zeit für die Übungen eingeplant werden.
   b. Die Übungen sollten seltener stattfinden.
   c. Sicherheitssignale sollten zugelassen werden.
   d. Alle Sinne des emotionalen Erlebens sollten angesprochen werden.

7. Die CRIM-Methode kombiniert Techniken: In welcher Reihenfolge?
   a. Erst imaginative Techniken, dann kognitive Techniken
   b. Erst Entspannungstechniken, dann kognitive Techniken
   c. Erst kognitive Techniken, dann imaginative Techniken
   d. Erst kognitive Techniken, dann Entspannungstechniken

8. Bei der Ansteckungskettenaufgabe
   a. bewerten Menschen mit erhöhten Kontaminationswerten auch den letzten Bleistift im Durchschnitt nicht unter einem Wert von 75.
   b. zeigen 66 % der Menschen mit erhöhten Kontaminationswerten eine 75 %ige Verringerung des Ekels.
   c. zeigen 75 % der Menschen mit erhöhten Kontaminationswerten keine 66 %ige Verringerung des Ekels.
   d. bewerten Menschen mit erhöhten Kontaminationswerten auch den letzten Bleistift im Durchschnitt nicht unter einem Wert von 50.

Beantworten Sie die hier abgedruckten Lernkontrollfragen in unserem Continuing Education Portal und sammeln Sie einfach und bequem Fortbildungspunkte der Kategorie D für Fachkräfte im Bereich Psychotherapie (CE). Der Zugang zu zertifizierten Online-Fortbildungen steht Ihnen rund um die Uhr zur Verfügung. Mehr Informationen zu diesem kostenpflichtigen Service finden Sie unter: ce.hogrefe.com

9 Anhang

Informationsmaterial CRIM – Schutzmechanismen der Haut	1/2

Jeden Monat – Wie sich die Haut erneuert

Während sich die meisten Körperzellen nach abgeschlossener Entwicklung nicht mehr teilen, besitzen die Zellen der Haut diese Fähigkeit ein Leben lang. Tatsächlich erneuert sich unsere Haut regelmäßig, denn die Hornschicht an der Hautoberfläche nutzt sich schnell ab. Der Hauterneuerungsprozess dauert durchschnittlich 28 Tage.

Die menschliche Haut besteht aus drei Schichten: der Epidermis, der Dermis und dem subkutanen Gewebe (Unterhautgewebe, Subkutis). Die äußerste Schicht der Haut, die Epidermis, besteht aus Hornzellen und verfügt über fünf Schichten, die jeweils ganz unterschiedliche Aufgaben zu erfüllen haben. Bemerkenswert ist z. B. die Basalzellschicht. Hier startet alle 28 Tage die Erneuerung der Haut:

Dabei durchwandern Zellen die darüberliegenden Epidermisschichten bis zur Hautoberfläche und verändern während der „Reise" ihr Aussehen und ihre Struktur. Durch die ständige Neubildung der Basalzellen in der untersten Schicht der Oberhaut werden die darüberliegenden Zellen kontinuierlich immer weiter nach oben geschoben, wo sie langsam austrocknen, verhornen und die oberste Hornschicht der Haut bilden. Nach nur einem Monat haben wir also eine komplett neue Haut. In 80 Jahren Lebenszeit wechseln wir sie rund 1.000 Mal. Durch diese ständige Hauterneuerung und die damit verbundene Abschilferung der obersten Hornzellen wird einer Ansiedlung pathogener Keime vorgebeugt.

Unser bester Verteidiger – Die natürliche Schutzbarriere der Haut

Die Haut ist unser größtes Organ und bildet gleichzeitig die erste Verteidigungslinie gegen schädliche Einflüsse von außen. Die gesunde Haut des Menschen verfügt über ein vielfältiges Repertoire an Schutzmechanismen, die mechanischen, physikalischen und chemischen Einwirkungen trotzen.

Schutzmechanismen der Haut

Verschiedenen Formen der Einwirkung begegnet die Haut mit entsprechenden Schutzmechanismen:

- *Druck, Stoß und Reibung:* Wasserpolster (Blasen), Elastizität von Dermis und Subcutis, Abpolsterung durch subkutanes Fettgewebe, Verdickung der Hornschicht
- *Kälte:* Verengung der Hautgefäße, Zittern
- *Wärme:* Erweiterung der Hautgefäße, Ausscheidung von Schweiß
- *UV-Strahlung:* Melaninbildung, Bildung einer Lichtschwiele

Informationsmaterial CRIM – Schutzmechanismen der Haut 2/2

- *Chemische Stoffe:* Antibakteriell wirkende Eiweiße, Permeabilitätsbarriere der Dermis, Hydrolipidfilm
- *Pathogene Keime:* Permeabilitätsbarriere der Dermis, Hydrolipidfilm
- *Austrocknung:* Epidermale Fette, Hydrolipidfilm, Natural Moisturizing Factors (NMF)

Chemischer Schutz – Der Hydrolipidfilm. Die Hautoberfläche ist von einem unsichtbaren Schutzfilm, dem Hydrolipidfilm, überzogen. Diese hauteigene Emulsion aus Wasser (hydro) und Fett (lipid) bildet eine Verteidigungslinie gegenüber Bakterien und Pilzen.

Bestandteile des Hydrolipidfilms. Auf der Haut befinden sich Feuchtigkeit und Fett des Hydrolipidfilmes im Gleichgewicht. Der Hydrolipidfilm besteht aus vielen verschiedenen Einzelkomponenten. Diese spiegeln die kontinuierlichen Ab- und Umbauprozesse bei der Hauterneuerung wider und sorgen für eine ständige Erneuerung des Schutzfilms. Er ist je nach Körperregion und äußeren Einwirkungen variabel.

Physiologischer pH-Wert der Haut. Eine wichtige physiologische Eigenschaft des Hydrolipidfilms ist sein saures Milieu, das einen sogenannten Säureschutzmantel bildet. Es sichert, dass antimikrobiell wirkende Stoffwechselprodukte abgegeben werden und dadurch krankmachende Keime an einer Besiedlung der Haut gehindert werden.

Chemischer Schutz – Die Permeabilitätsbarriere. Die Hornschicht ist aus bis zu 20 dicht übereinander gelagerten Zellschichten aufgebaut. Die Hornschicht nimmt wichtige Funktionen als Schutzbarriere wahr. Sie ist in ihrem unteren Bereich wie ein Backstein-Zement-Modell aufgebaut: Hornzellen und Lipide bilden einen festen Verbund gegenüber Schadstoffen von außen und verhindern gleichzeitig, dass dem Körper zu viel Wasser verloren geht.

Desinfektionsmittel – Schädigung potenziell krankheitserregender Keime. Desinfektionsmittel sind essenzielle Begleiter in medizinischen und pflegerischen Arbeitskontexten. Die Schutzwirkung hinsichtlich der Beseitigung von Mikroorganismen ist umfassend. Der genaue Wirkmechanismus von Desinfektionsmitteln ist durch die große Vielfalt von Mechanismen nicht leicht zu beschreiben. Grundsätzlich können verschiedene Wirkmechanismen auf verschiedene Mikroorganismen einwirken. Einige Desinfektionsmittel verändern dabei beispielweise die aus Eiweiß bestehenden Strukturen der Mikroorganismen. Durch diese sogenannte Denaturierung werden die Organismen zerstört. Ebenso gibt es einige Desinfektionsmittel, die zusätzlich Virushüllen (Lipidmembranen) oder die genetischen Informationen der Keime (Nukleinsäuren) schädigen. Andere Arten von Desinfektionsmitteln verändern diese genetischen Informationen wiederum in ihrer Zusammensetzung. Oft werden in einem Desinfektionsmittel mehrere Substanzen mit verschiedenen Wirkmechanismen kombiniert, um die Wirksamkeit der Desinfektionsmittel zu erhöhen.

Besonderheiten bei der Exposition

Schritt 1: Indikationsstellung Exposition

Besonderheit:

- Ekel und Angst genau explorieren.

Schritt 2: Psychoedukation

Besonderheit:

- Edukation über die Unterscheidung von Angst und Ekel und gemeinsame Definition von Ekel festhalten (siehe Kapitel 1).
- Darauf hinweisen, dass Ekel möglicherweise nachwirkt und sich langsamer verändert als Angst.

Schritt 3: Motivation aufbauen

Besonderheit:

- Eine erhöhte Bereitschaft zur Exposition hängt nachweislich mit einer stärkeren Ekelreduktion zusammen.

Schritt 4: Hierarchie und Expositionsübung

Besonderheit:

- Ekel- *und* Angsterleben im Rahmen der Aufstellung der Expositionshierarchie differenzieren.
- Ekel- *und* Angsterleben während der Exposition explorieren.
- Darauf hinweisen, dass die Aufmerksamkeit nicht vom ekelauslösenden Reiz weggelenkt werden soll.
- Möglicherweise sollten häufigere und längere Expositionssitzungen zu besseren Ergebnissen mit Bezug auf das Ekelerleben führen, dies erfordert mehr Geduld bei Patient:innen und Therapeut:innen, weswegen die Bereitschaft zur Exposition so wichtig ist.
- Möglicherweise braucht es danach noch weitere Techniken, die Ekelerleben spezifisch verändern. Eine Auswahl an Techniken sind in diesem Buch beschrieben und sollten auf Basis des individuellen Ekeltyps (z. B. Objekt- oder Selbstekel) ausgewählt werden.

Anleitung zum Vorgehen bei der Ansteckungskettenaufgabe (Seite 1)

Schritt 1: Definieren einer Ekel-/Verunreinigungssituation und erste Einschätzung (p0)

Schließen Sie die Augen und versuchen Sie, die folgende Imaginationsübung durchzuführen. Stellen Sie sich den Gegenstand vor, den Sie für stark kontaminiert halten. Denken Sie an einen Gegenstand, den Sie nicht anfassen würden, weil Sie befürchten, sich zu verschmutzen. Stellen Sie sich diesen Gegenstand nun so genau wie möglich vor. Wie sieht er aus? Wie riecht er? Wie würde er sich anfühlen? Lassen Sie nun das Bild verblassen und öffnen Sie Ihre Augen wieder.

Schritt 2: Bewertung von Ekel und Verunreinigung

a) Wie kontaminiert/eklig ist das Objekt auf einer Skala von 0 = „überhaupt nicht" bis 100 = „sehr"?
b) Würden Sie das Objekt anfassen wollen (1 = „ja"; 0 = „nein")?
c) Wie unangenehm würde es sich anfühlen, wenn Sie es berühren müssten (0 = „gar nicht" bis 100 = „sehr")?

Schritt 3: Ansteckungskettenaufgabe: Bleistift Nr. 1 berührt Objekt (p1)

Schließen Sie nun für einen Moment die Augen und konzentrieren Sie sich ganz auf sich selbst. (...) Lenken Sie Ihre Aufmerksamkeit von der Außenwelt auf Ihr eigenes inneres Geschehen. (...) Stellen Sie sich nun das Objekt vor, das Sie gerade visualisiert haben. (...) Stellen Sie sich einen neuen, sauberen Bleistift vor und wie dieser Bleistift mit dem Objekt in Kontakt kommt. (...) Stellen Sie sich ganz klar vor, dass der Bleistift und das Objekt sich an allen Stellen berühren und nicht nur berühren (...), sondern dass der Bleistift mit dem Objekt vollständig in Kontakt gekommen ist. Und dann kehren Sie mit Ihrer Aufmerksamkeit in den Raum zurück, öffnen langsam wieder die Augen.

Schritt 4: Bewertung des Ekels und der Kontamination

a) Wie kontaminiert/eklig ist der Bleistift Nr. 1 auf einer Skala von 0 = „überhaupt nicht" bis 100 = „sehr"?
b) Würden Sie den Bleistift anfassen wollen (1 = „ja"; 0 = „nein")?
c) Wie unangenehm würde es sich anfühlen, wenn Sie ihn berühren müssten (0 = „gar nicht" bis 100 = „sehr")?

Anleitung zum Vorgehen bei der Ansteckungskettenaufgabe (Seite 2)

Schritt 5: Ansteckungskettenaufgabe: Bleistift Nr. 2 berührt Bleistift Nr. 1 (p2)

Schließen Sie die Augen und versuchen Sie, sich auf die nächste Vorstellungsübung einzulassen. Holen Sie sich das Bild des Bleistifts, den Sie gerade bewertet haben, wieder ins Gedächtnis. Betrachten Sie den Bleistift einen kurzen Moment lang sehr genau. Stellen Sie sich nun vor, dass jemand einen anderen Bleistift aus der Verpackung nimmt und ihn von allen Seiten mit dem soeben bewerteten Bleistift berührt. Stellen Sie sich den Vorgang des Berührens ganz genau vor. Jeder Teil des alten Bleistifts berührt den neuen. Und nun verblasst das Bild des alten Bleistifts und Sie sehen nur noch den neuen Bleistift. Wie genau sieht der Bleistift aus? Wie fühlt sich der Bleistift an? Wie riecht er? Auch dieses Bild verblasst vor Ihrem geistigen Auge. Bitte öffnen Sie die Augen wieder.

Schritt 6: Bewertung des Ekels und der Kontamination

a) Wie kontaminiert/eklig ist Bleistift Nr. 2 auf einer Skala von 0 = „überhaupt nicht" bis 100 = „sehr"?
b) Würden Sie den Bleistift anfassen wollen? (1 = „ja"; 0 = „nein")?
c) Wie unangenehm würde es sich anfühlen, wenn Sie ihn anfassen müssten (0 = „gar nicht" bis 100 = „sehr")?

Weitere Schritte

Wiederholen Sie die Schritte 5 und 6, bis Sie den Bleistift Nr. 12 erreicht haben oder dreimal hintereinander eine Kontaminationsbewertung von 0 abgegeben haben.